Susanne Marx
Klopfen befreit

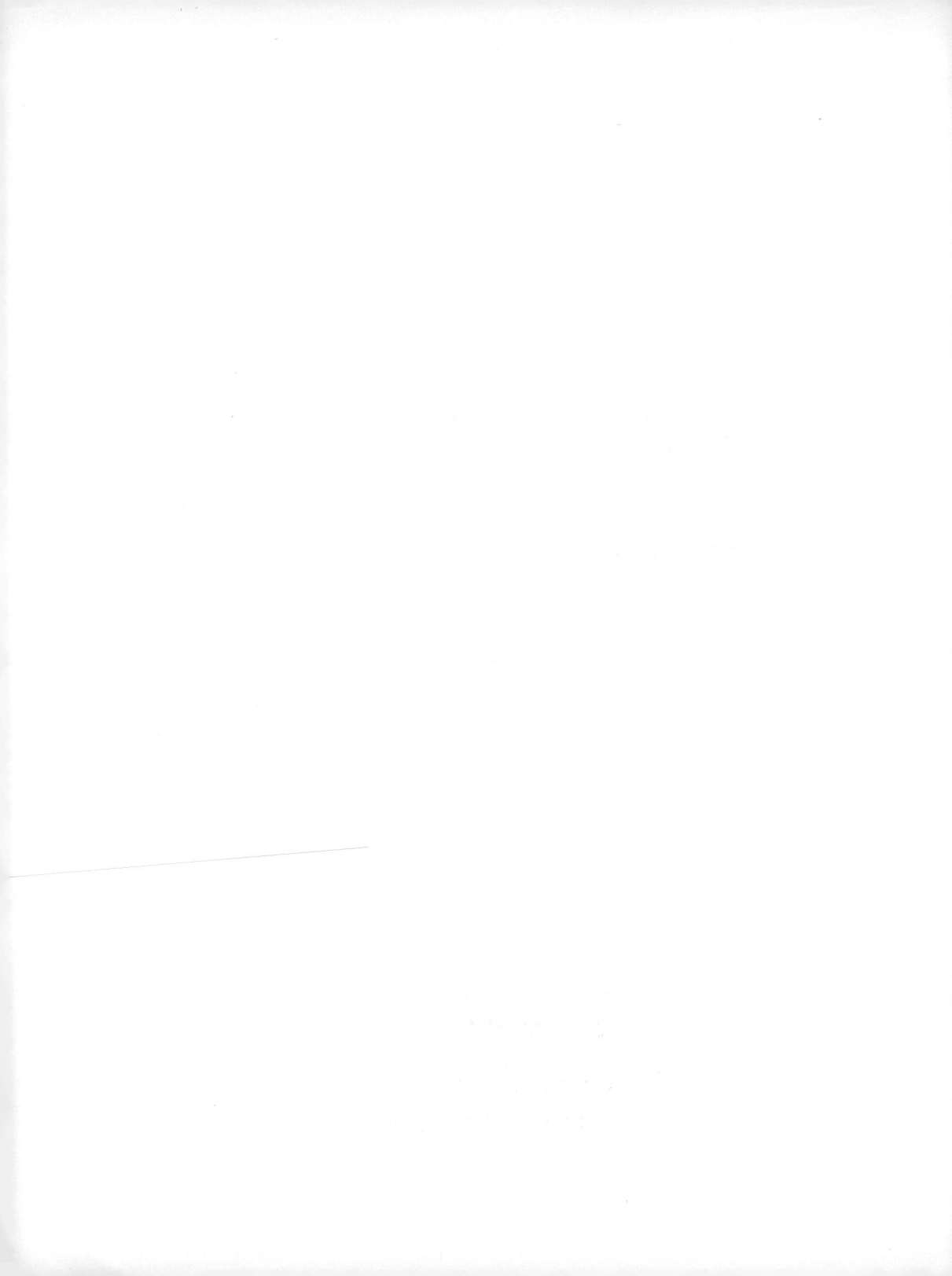

Susanne Marx

Klopfen befreit

EFT klar und verständlich

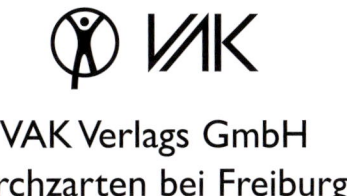

VAK Verlags GmbH
Kirchzarten bei Freiburg

Vorbemerkung des Verlages

Dieses Buch dient der Information über Möglichkeiten der Gesundheitsvorsorge und Selbsthilfe. Wer sie anwendet, tut dies in eigener Verantwortung. Autorin und Verlag beabsichtigen nicht, Diagnosen zu stellen und Therapieempfehlungen zu geben. Die Informationen in diesem Buch sind nicht als Ersatz für professionelle medizinische Behandlung bei gesundheitlichen Beschwerden zu verstehen.

Energy Psychology® ist ein eingetragenes Markenzeichen. Aus Gründen der Lesbarkeit wurde jedoch im Fließtext in den meisten Fällen auf die Darstellung des ® verzichtet.

Bibliografische Information der Deutschen Nationalbibliothek
Die Deutsche Nationalbibliothek verzeichnet diese Publikation in der Deutschen Nationalbibliografie; detaillierte bibliografische Daten sind im Internet über http://dnb.d-nb.de abrufbar.

VAK Verlags GmbH
Eschbachstraße 5
79199 Kirchzarten
Deutschland
Das komplette Verlagsprogramm mit Leseproben finden Sie im Internet unter:
www.vakverlag.de

7. Auflage 2018
© VAK Verlags GmbH, Kirchzarten bei Freiburg 2006
Illustrationen: Susanne Marx
Lektorat: Nadine Britsch
Umschlagfoto: Photodisc
Umschlaggestaltung: Hugo Waschkowski, Freiburg
Satz und Druck: Himmer GmbH Druckerei, Augsburg
Printed in Germany
ISBN 978-3-935767-75-0 (Paperback)
ISBN 978-3-95484-131-8 (ePub)
ISBN 978-3-95484-132-5 (Kindle)
ISBN 978-3-95484-133-2 (PDF)

Inhalt

Widmung

Meiner Familie – vielen Dank für das Verständnis und die Unterstützung für meinen unkonventionellen Weg.

Meinen Freunden, zwei- und vierbeinig, und hier ganz besonders meinem Chor – es ist eine Freude, mit euch zu singen!

1. Einleitung

EFT, die Abkürzung für *Emotional Freedom Techniques* (Emotionale Freiheits-technik), ist sicher die „seltsamste" Technik, die ich im Laufe meines Berufs-lebens kennen gelernt habe – und definitiv eine der wirksamsten.

EFT ist eine Klopfakupressur-Methode und wurde Anfang der 90er-Jahre von dem amerikanischen Ingenieur Gary Craig entwickelt. Sie ist Teil der *Energy Psychology*®, einer revolutionären therapeutischen Richtung, die sich seit An-fang der 80er-Jahre in den USA entwickelt hat. Anders als die konventionelle Psychologie geht die Energy Psychology® von der Grundannahme aus, dass jedes negative Gefühl – gleichgültig ob emotional oder körperlich – seine Ur-sache in einer Störung des körpereigenen Energiesystems hat. Hinter dieser relativ trocken klingenden Feststellung verbirgt sich eine Erkenntnis, die weit reichende Konsequenzen für unser gesamtes emotionales Wohlbefinden hat.

Der Gedanke, dass Schmerz und Leid durch einen „Kurzschluss" im Energie-system des Körpers verursacht werden, ist in unserer westlichen Welt noch re-lativ neu. Wir gehen im Allgemeinen davon aus, dass Gedanken und Gefühle untrennbar miteinander verbunden sind und sich direkt gegenseitig auslösen – der Gedanke an eine Spinne löst zum Beispiel ein Gefühl von Ekel und Pa-nik aus.

Dieser konventionellen Gleichung Gedanke → Gefühl steht in der Energy Psy-chology die Gleichung Gedanke → Störung im Energiesystem → Gefühl entgegen.

Wir versuchen normalerweise entweder am Gedanken zu arbeiten („Das sind ganz nützliche Tiere und sie interessieren sich überhaupt nicht für mich.") oder am Gefühl („Tief durchatmen und jetzt bloß keine Panik."), in der Hoff-nung, dass die Veränderung des einen auch eine automatische Veränderung des anderen zur Folge hat. Die Energy Psychology setzt dagegen direkt am Ver-bindungsglied und eigentlichen Verursacher der Angst an – an der Störung im Energiesystem des Körpers.

Durch das Wiederherstellen des körpereigenen energetischen Gleichgewichtes – sozusagen das Beheben des „Kurzschlusses" – können sich Angst und Panik auflösen und der Anblick einer Spinne ruft nicht mehr automatisch negative Gefühle hervor. Was bleibt, ist eine normale, der Situation angemessene Reaktion.

Die Probleme, bei denen Sie EFT anwenden können, sind äußerst vielfältig: von Ängsten, Phobien, festgefahrenen Denkstrukturen und Verhaltensweisen sowie Süchten über körperliche Probleme bis hin zur Leistungsverbesserung in Schule oder Beruf. In den meisten Fällen lässt sich das Problem mit Hilfe von EFT oder einer anderen Klopfakupressur-Technik vollständig auflösen oder zumindest spürbar verbessern.

EFT greift dabei direkt an der Ursache der Störung ein. Das Schöne daran ist, dass Sie die gleiche Vorgehensweise auf alle belastenden Dinge in Ihrem Leben anwenden können, gleichgültig, wie lange die Probleme schon bestehen oder wie schwer wiegend sie sind.

Für mich ist EFT ein Wunder, aber kein Wundermittel. Es ist leicht zu lernen, sehr sanft und die Wirkung ist im Allgemeinen dauerhaft. Aber trotz der auch für mich immer noch verblüffenden „Eine-Minute-Wunder", wie Gary Craig sie nennt, müssen Sie sich sowohl mit der Technik als auch mit dem Problem auseinander setzen – es geht nicht um das schnelle „Wegklopfen" von etwas, das Ihnen nicht gefällt, sondern um Erkenntnis, Ehrlichkeit Ihnen selbst gegenüber und eine echte Lösung. Manche Probleme lassen sich sehr schnell und einfach lösen, bei anderen brauchen Sie mehr Geduld und Durchhaltevermögen und möglicherweise auch die Hilfe eines professionellen Therapeuten. Was mich aber an der Methode so begeistert, ist die Tatsache, dass ich damit ein Instrument in der Hand habe (und das buchstäblich), das wirklich und tief greifend hilft!

Zum Aufbau dieses Buches:

Der theoretische Teil informiert über die Wirkungsweise, Entwicklung und den wissenschaftlichen Hintergrund von EFT. Wenn Sie einfach neugierig auf die Technik sind und sofort mit dem Klopfen anfangen wollen, können Sie auch direkt mit dem praktischen Teil beginnen. Wenn Sie, wie ich, immer gerne wissen möchten, *wie* und *warum* etwas funktioniert, wird Ihnen der theoretische Teil das notwendige Hintergrundwissen dazu liefern. Aber gleichgültig wie Sie dieses Buch lesen – ich wünsche Ihnen in jedem Fall viel Erfolg und Freude beim Klopfen!

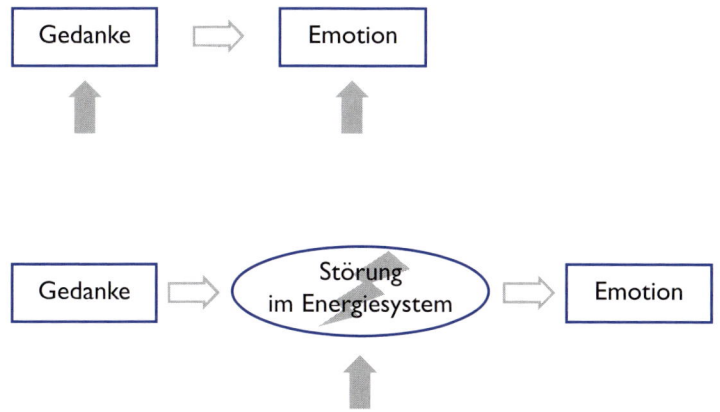

Während die konventionelle Psychologie (obere Abb.) davon ausgeht, dass ein bestimmter Gedanke eine bestimmte Emotion auslöst und an beidem ansetzt, geht die Energy Psychology (untere Abb.) davon aus, dass ein bestimmter Gedanke zuerst eine Störung im Energiesystem verursacht, die dann wiederum für die Emotion verantwortlich ist. Sie setzt daher direkt an dieser Störung an.

2. Woher kommt EFT?

Jede Entdeckung ruht auf den Schultern anderer Entdeckungen und so verdankt auch EFT ihre Existenz den Pionieren der energetischen Psychologie. Die Energy Psychology geht zurück auf den Psychologen Roger Callahan und ist heute weit verbreitet. Alle Techniken, die zu dieser neuen therapeutischen Richtung gehören, basieren auf zwei Grundannahmen:

1. Der Mensch hat neben dem Blut-, Lymph- und Nervensystem noch ein viertes wichtiges Versorgungs- und Steuerungssystem: das Energie- oder Meridiansystem.

2. Bei jeder Krankheits- oder Leidenssituation ist der Energiefluss im Körper gestört, das heißt, jedes unangenehme Gefühl wird durch eine Blockade im Energiesystem verursacht.

Dass der Mensch ein System aus Energiekanälen besitzt, die man spüren und ertasten kann, ist schon sehr lange bekannt. In China erwähnt wird dieses Energie- oder Meridiansystem zum ersten Mal im *Nei King* (Neijing), einem Text über Innere Medizin, das dem legendären Gelben Kaiser Huang Ti (ca. 2690-2590 v. Chr.) zugeschrieben wird. Aber auch in Indien, Tibet und Europa wurde schon sehr früh an und mit diesen Energiebahnen geheilt und es scheint, dass fast jede Kultur eine eigene Meridianlehre entwickelt hat. Während mehrere Jahrtausende lang die Existenz der Meridiane nur indirekt über die Wirksamkeit der Behandlungen nachgewiesen werden konnte – die Weltgesundheitsbehörde WHO hat die Akupunktur mittlerweile als wirksames Heilsystem anerkannt –, gibt es inzwischen auch genügend direkte wissenschaftliche Nachweise. So belegten unter anderem der Wissenschaftler Prof. Kim Bong Han die Existenz der Meridiane und der Physiker Dr. Zhang-Hee Cho die Existenz der Akupunkturpunkte sowie die Verbindung des Energiekreislaufs mit anderen Kreisläufen des Körpers, vor allem dem Blutkreislauf.

Zu den gleichen Ergebnissen auf westlicher Seite kamen die Ärzte Jean-Claude Darras und Pierre de Vernejoul der Pariser Universitätsklinik: Zwischen 1985 und 1986 injizierten sie freiwilligen Testpersonen unschädliche radioaktive Isotope des Elements Technetium in Meridianpunkte und Vergleichspunkte. Kurze Zeit darauf war innerhalb der Meridiane ein zusammenhängender Fluss erkennbar, der den schon im *Nei King* beschriebenen Verläufen der Meridiane folgte. In den Vergleichspunkten dagegen hatte sich das Technetium willkürlich im umliegenden Gewebe um den Injektionsort verteilt.

Eine ganz wichtige Erkenntnis dieser Studien war die Tatsache, dass es einen direkten Zusammenhang zwischen dem Energiesystem und unserem neuralen, chemischen, muskulären und kognitiven System gibt. Das heißt, dass alle Arten von Störungen – seien es nun Gefühle, z.B. Angst, körperliche Schmerzen, einschränkende Überzeugungen oder hormonelle Fehlfunktionen – sich im Energiesystem zeigen und auch dort behandeln lassen.

Dieses Prinzip der Ganzheitlichkeit, das den Menschen als intelligentes, vernetztes und untrennbar miteinander verbundenes System von körperlichen, emotionalen und geistigen Vorgängen wahrnimmt, war schon immer und ist auch noch heute in China vollkommen selbstverständlich bei der Behandlung von Krankheiten. Es gibt im Chinesischen kein Wort für „Psyche" oder „psychische Vorgänge", weil jedes psychische Ereignis nach chinesischem Verständnis immer auch eine körperliche und emotionale Reaktion hat. Deshalb ist es immer auch möglich, über das Meridiansystem alle anderen Systeme zu erreichen und wieder ins Gleichgewicht zu bringen. Und genau dieses Prinzip machen sich die Energetischen Therapien zunutze: Über das Klopfen bestimmter Meridianpunkte lassen sich sowohl körperliche Beschwerden als auch belastende Gefühle oder festgefahrene Denkstrukturen und Verhaltensweisen lösen.

Wie alles begann ...

Eine Wurzel der Energy Psychology stellt also die Meridianlehre der Traditionellen Chinesischen Medizin (TCM) dar. Aber es gibt noch andere wichtige Erkenntnisse und Techniken, ohne die es Methoden wie EFT heute nicht geben würde.

1964 entdeckte der Chiropraktiker Dr. George J. Goodheart ein ungewöhnliches Phänomen: Es stellte fest, dass es einen Zusammenhang zwischen Stress und Muskelfunktion gibt, dass physische und psychische Vorgänge sich im

Zustand der Muskeln widerspiegeln. Das Testverfahren, das diese Funktion ohne Zuhilfenahme von Apparaten erfasst, war geboren: der Muskeltest. Bat er zum Beispiel einen Patienten, den Arm seitlich auszustrecken und versuchte er, diesen mit gleichmäßig stärker werdendem Druck herunterzudrücken, so konnte der Patient diesem Druck ohne Probleme standhalten – der Muskel war stark oder „angeschaltet". Berührte er nun gleichzeitig noch mit den Fingern zum Beispiel einen schmerzenden Wirbel des Patienten, so senkte sich der Arm trotz Anstrengung des Patienten – der Muskel wurde schwach oder schaltete für kurze Zeit ab. Sind wir Stress ausgesetzt, gleichgültig ob das ein negativer Gedanke, eine unangenehme Situation oder ein körperlicher Schmerz ist, können unsere Muskeln für kurze Zeit nicht optimal funktionieren, weil die durch die Nervenbahnen fließende Elektrizität unterbrochen ist. Stress blockiert also den elektrischen Fluss in unserem Körper, indem er eine Art Kurzschluss verursacht.

Bei weiteren Forschungen fand Goodheart außerdem heraus, dass es eine Verbindung zwischen bestimmten Muskeln und den energetischen Organsystemen – also dem Meridiansystem – gibt. Durch leichtes Klopfen mit den Fingern auf bestimmte Meridianpunkte ließen sich Beschwerden, die mit diesem Organsystem verbunden waren, lindern oder sogar ganz heilen.

Goodheart nannte dieses sehr genaue und einfache Rückmeldesystem des Körpers Kinesiologie. Der Begriff ist aus den beiden Wörtern kínesis = Bewegung und lógos = Lehre abgeleitet. In der (konventionellen) Medizin steht „Kinesiologie" für die Untersuchung der Muskeln und Bewegungslehre.

Was für eine Bedeutung diese Entdeckung für den Gesundheitsbereich hatte, wurde in der folgenden Zeit immer deutlicher: Endlich gab es eine Möglichkeit, das Körperwissen direkt zu Hilfe zu nehmen, um zum Beispiel die Ursache von Erkrankungen herauszufinden. Über die Verbindung von Muskeln und Reflex- sowie Meridianpunkten ließen sich aber auch Beschwerden lindern oder heilen. Mithilfe des Muskeltests war also nicht nur eine Beurteilung, sondern auch eine Heilung und Überprüfung der Ergebnisse möglich.

Dass dieser Mechanismus nicht nur bei körperlichen Problemen sondern auch bei emotionalem Stress funktioniert, entdeckte der Psychiater Dr. John Diamond, ein Schüler Goodhearts. Er stellte fest, dass Muskeln auch dann abschalteten, wenn die Patienten an etwas Unangenehmes oder Belastendes *dachten*. Diesen Vorgang können Sie relativ einfach im Alltag überprüfen – dann nämlich, wenn Ihnen zum Beispiel etwas herunterfällt oder Sie sich den Fuß an etwas stoßen. Wenn Sie überlegen, woran Sie in den Sekunden davor gedacht haben, werden Sie feststellen, dass es immer etwas gab, das Ihnen Stress verursacht hat.

Durch das Muskeltesten konnte er nun zusammen mit den Patienten viel schneller und einfacher die wirklichen Ursachen emotionaler Probleme – so genannte „core-issues" oder „Kern-Themen" – herausfinden, als durch die herkömmlichen psychotherapeutischen Methoden. Auf John Diamond geht auch die „Behavioral Kinesiology" zurück. Er war der Erste, der spezielle Alarmpunkte der Meridiane identifizierte, die mit bestimmten Emotionen in Verbindung standen. War also zum Beispiel der Alarmpunkt des Nierenmeridians blockiert, empfand der Patient übermäßige Angst, genauso wie umgekehrt übermäßige Angst den Nierenmeridian blockierte. Wie bereits Goodheart regte auch Diamond die aus der Akupunktur bekannten Punkte äußerlich mit leichtem Klopfen der Finger an, um die Blockade zu beseitigen und ein neues emotionales Gleichgewicht zu erreichen. Er kombinierte diese Methode aber auch mit Gesprächen, Anregungen zu Verhaltensänderungen und Affirmationen.

Noch weiter verfeinert wurde diese Kombination aus Muskeltest und dem Klopfen von Akupressurpunkten durch den Psychologen Dr. Roger Callahan. Er entwickelte den theoretischen Hintergrund der so genannten Gedankenfelder, die im Folgenden noch vorgestellt werden, und prägte den seitdem verwendeten Begriff der Energy Psychology®. Außerdem entdeckte er das Phänomen der so genannten „Psychologischen Umkehr", eine Art unbewusste Selbstsabotage, deren Korrektur ein wichtiger Teil aller Klopfakupressur-Techniken ist (siehe Kapitel 3 und 4).

Grundlagen

Zwei wichtige Grundlagen der Energy Psychology haben wir bereits kennen gelernt – die Kinesiologie und die Meridianlehre der Traditionellen Chinesischen Medizin. Es gibt aber noch ein drittes Gebiet, das bei den meisten Techniken der Energetischen Psychologie und besonders bei EFT eine wichtige Rolle spielt: die Kognitive Therapie.

Die Kognitive Therapie basiert auf den Arbeiten des Psychologen Albert Ellis und des Psychiaters Aaron Beck. Beide gehen davon aus, dass vor jeder Gefühlsreaktion ein – von uns oft nicht oder kaum wahrnehmbarer – Gedanke steht, der dieses Gefühl auslöst. Können wir diesen Gedanken erkennen, kontrollieren und verändern, so verändert sich gleichzeitig das entsprechende Gefühl. Woher aber kommen diese automatischen, uns oft nicht bewussten Gedanken, die eine so starke Wirkung auf unser emotionales Leben haben? Die Kognitive Therapie geht davon aus, dass diese Gedanken das Produkt unserer grundlegenden Einstellungen sind, die wiederum wie ein Hintergrundrauschen immer am Rande unseres Bewusstseins ablaufen. Diese Einstellungen haben sich aus den tief verwurzelten Überzeugungen gebildet, die sich seit unserer Geburt als Reaktion auf unsere Erlebnisse mit der Umwelt entwickelt haben. Je früher die Überzeugungen sich gebildet haben, desto stärker prägen sie später unser Leben. Das klingt relativ kompliziert, ist aber eigentlich sehr einfach und – wird man sich der Tragweite dieser Erkenntnisse bewusst – auch ziemlich erschreckend. Alles, was ich als kleines Kind erlebt und welche Schlüsse ich daraus gezogen habe, prägt mein jetziges Leben ganz entscheidend und lässt mich immer wieder gleich reagieren.

Gefühl

Gedanke

Einstellungen

Grundüberzeugungen

Die Art, wie wir über ein Ereignis denken und es aufgrund unserer persönlichen Grundüberzeugungen deuten, legt also fest, wie wir es emotional erleben. Die gleiche Situation kann von zwei Menschen völlig unterschiedlich interpretiert und erlebt werden. Es ist also nicht so sehr entscheidend, was wirklich geschehen ist, sondern wie wir etwas aufgrund unserer damaligen Reife, Lebensumstände und Persönlichkeit erlebt und gedeutet haben. Und es ist klar, dass wir mit vier Jahren die meisten Situationen eben nur so einschätzen können, wie es ein Vierjähriger eben kann. Viele Kinder fühlen sich zum Beispiel verantwortlich für eine Trennung der Eltern, auch wenn sie es in den meisten Fällen nicht sind, und ziehen daraus Schlüsse, die ihr ganzes weiteres Leben beeinflussen.

Wobei viele dieser automatischen Reaktionen durchaus hilfreich und intelligent sind. Ohne sie müssten wir uns jedes Mal beim Schuhebinden konzentrieren und bei der Überquerung einer Straße uns bewusst daran erinnern, nach beiden Seiten zu schauen. Diese Muster sind gesund und daher auch nicht Gegenstand der Energetischen oder Kognitiven Therapie.

Ein wichtiges Ziel der Kognitiven Therapie ist das Herausarbeiten der Ursprünge unserer grundlegenden Überzeugungen – wir gehen einer Überzeugung sozusagen „auf den Grund" – und das ist vor allem auch bei EFT ein ganz zentraler Teil der Arbeit.

Was meiner Erfahrung nach EFT wirkungsvoller als reine Kognitive Therapie macht, ist die Tatsache, dass EFT an einem anderen Punkt ansetzt.

Kognitive Therapie versucht, Muster durch Erkenntnis sowie aktives und bewusstes Umprogrammieren zu verändern. Das sind beides Funktionen unseres Verstandes, die der linken Hirnhemisphäre zugeordnet sind. Emotionale Muster werden aber vor allem in der rechten Gehirnhälfte gespeichert. Ein Beispiel: Die Erkenntnis, dass Sie so empfindlich auf eine Kollegin reagieren, weil sie Sie an Ihre überkritische Mutter erinnert (linke Hemisphäre), führt nicht automatisch dazu, dass das Verhalten Ihrer Kollegin Sie emotional nicht mehr belastet (rechte Hemisphäre). Für eine echte Veränderung ist es notwendig, eine Verbindung zwischen beiden Hemisphären zu schaffen, damit ein wirkliches Verstehen stattfinden kann. Und genau das geschieht bei EFT.

Dass dieser Ansatz oft erfolgreicher als der der Kognitiven Therapie ist, hat auch eine Studie gezeigt, die die Ergebnisse von Kognitiver Therapie bei Menschen mit Angststörungen mit den Ergebnissen der Energy Psychology verglichen hat. Zwar zeigten auch die Testpersonen, die sich einer Kognitiven Therapie unterzogen hatten, die bei einem Behandlungserfolg sichtbaren Veränderungen im EEG, aber die Arbeit dauerte im Vergleich zur energetisch arbeitenden Methode wesentlich länger. Darüber hinaus hat eine Follow-up-Studie ein Jahr nach Abschluss der Behandlung gezeigt, dass die Gehirnwellenmuster der Patienten, die mit Kognitiver Therapie behandelt wurden, wesentlich häufiger wieder ihren ursprünglichen Zustand angenommen hatten (der Erfolg war nicht von Dauer), als bei den Patienten, bei denen Energy Psychology eingesetzt wurde.

Die energetischen Techniken arbeiten also in gewisser Weise ganzheitlicher, indem sie einerseits mit dem emotionalen Muster selbst arbeiten und andererseits eine Verbindung zwischen Erkenntnis und Gefühl herstellen. So können die Muster sich sanft und dauerhaft lösen und einem neuen Verständnis Platz machen. Versuchen wir es nur mit dem Willen und unserer Ratio, ist das oft mit Zwang und einem großem Kraftaufwand verbunden und erreicht vor allem den Kern oder Verursacher – das sehr tief verwurzelte, früh entstandene emotionale Muster – oft nicht. Sie kennen das sicher aus eigener Erfahrung, wenn Sie entweder einmal versucht haben, Diät zu halten, mit dem Rauchen aufzuhören oder beruflich erfolgreicher zu sein. Wir wissen, dass es gut für uns wäre, müssen uns aber ständig zwingen und fallen trotz aller Mühe oft wieder in die alten Verhaltensweisen zurück.

Verschiedene Richtungen

Inzwischen gibt es viele Richtungen, die zur Energy Psychology® gehören und auf den Erkenntnissen von Goodheart, Diamond und Callahan basieren. Ich möchte hier die beiden bekanntesten kurz vorstellen – TFT von Roger Callahan und EFT von Gary Craig. Beide Richtungen gehen zwar davon aus, dass alle Arten von Störungen sich im Meridiansystem zeigen und sich dort durch das Klopfen besonders wirksamer Punkte behandeln lassen, es gibt aber dennoch deutliche Unterschiede.

TFT von Roger Callahan

Roger Callahan und seinen großen Beitrag zur Entwicklung der Energy Psychology haben wir bereits kennen gelernt. Er nannte seine Richtung „Callahan-Technique" oder TFT – „Thought-Field-Technique". Was seine Technik hauptsächlich von EFT unterscheidet, ist, dass er bestimmte Formeln oder Klopf-Sequenzen für spezifische Emotionen oder Themen anwendet. So ist zum Beispiel die Klopfsequenz zur Bewältigung eines Traumas anders als die bei einer Spinnenphobie. Diese Formeln sind aufgrund von unzähligen Muskeltests bei Klienten entstanden, die bei bestimmten Themen wiederkehrende oder gleich bleibende Muster zeigten. Bei TFT ist nicht nur die Auswahl der beteiligten Punkte beziehungsweise Meridiane wichtig, sondern auch ihre Reihenfolge, da nach Callahans Erkenntnissen Probleme verschiedene Tiefen oder Schichten haben, die der Reihe nach abgetragen werden müssen.

Eine TFT-Sitzung besteht aus einer Einstimmung auf das Problem, zum Beispiel „Ich leide unter Höhenangst", der Bestimmung der betroffenen Punkte oder Meridiane mithilfe des Muskeltests, dem Klopfen der entsprechenden Punkte sowie – wenn notwendig – der Korrektur einer Psychologischen Umkehr und Überprüfung des Erfolges.

Der Vorteil von TFT ist, dass damit ein im wörtlichen und übertragenen Sinn punktgenaues und präzises Arbeiten möglich ist. Es werden keine überflüssigen oder nicht-betroffenen Punkte geklopft und Callahan hat mit einer verfeinerten Version von TFT nach eigenen Angaben eine sehr hohe Erfolgsquote. Ein weiterer Vorteil, vor allem bei der Arbeit mit Klienten, ist, dass eine TFT-Sitzung mittlerweile fast völlig ohne Sprache auskommt. Sogar bei der Korrektur der Psychologischen Umkehr (siehe Kapitel 3 und 4) wird nur noch der entsprechende Punkt an der Handkante geklopft, wodurch diese Technik besonders für skeptische Menschen oder Menschen, die Probleme nicht oder nur mit Schwierigkeiten formulieren können, geeignet ist. Nach einer kurzen Einstimmung auf das Problem werden einfach die entsprechenden Punkte geklopft und zwischendurch der Fortschritt anhand einer Stress-Skala (siehe Kapitel 3) überprüft.

Der Nachteil von TFT ist, vor allem, wenn man keine Kenntnisse in Kinesiologie hat, dass der Muskeltest zur Bestimmung der Punkte notwendig ist, entweder durch eine andere Person oder mithilfe des nicht ganz so einfach durchzuführenden Selbsttests. Oder der Klient muss in der Lage sein, sein Problem möglichst genau in die von Callahan vorgegebenen Kategorien einzuordnen.

Und das, was bei der Arbeit mit Klienten von Vorteil sein kann, nämlich die relative Sprachlosigkeit, ist meines Erachtens für die Selbsthilfe definitiv von Nachteil: Dadurch, dass ich mein Problem aussprechen muss und merke, dass „Wut" nicht ganz der richtige Begriff ist, sondern dass es eigentlich eher „Angst" ist, vermischt mit Ärger darüber, übergangen worden zu sein, wird mein Kontakt zu dem Problem viel tiefer und persönlicher. Viele Erkenntnisse entstehen erst nach mehrmaligem Klopfen und wenn neue, an die Situation angepasste Begriffe gefunden wurden, und zwar so lange, bis sie das Problem wirklich treffend beschreiben.

EFT von Gary Craig

Die zweite der hier vorgestellten Techniken ist EFT (Emotional Freedom Techniques) von Gary Craig, die Gegenstand dieses Buches ist. Auch seine Technik basiert auf den Entdeckungen von Goodheart, Diamond und vor allem Callahan, er ist anschließend aber eigene Wege gegangen. Im Gegensatz zu TFT werden bei EFT für alle Probleme die sieben, beziehungsweise in erweiterter Form, die zwölf Punkte der Hauptmeridiane geklopft – die Reihenfolge spielt dabei keine Rolle. Deshalb kann man auch auf den kinesiologischen Muskeltest verzichten. Gary Craig ist der Meinung, dass eine Diagnose der betroffenen Punkte oft länger dauert, als einfach alle Punkte zu klopfen. Dabei werden natürlich auch Punkte stimuliert, die nicht betroffen sind, was aber keinerlei negative Auswirkungen auf diese Punkte oder die mit ihnen verbundenen Meridiane hat. Bei EFT ist das begleitende Gespräch bei einer Sitzung sehr wichtig und genau das macht auch die Kunst der Anwendung dieser Methode aus.

Nach einer Einstimmung in das Problem, zum Beispiel „Ich habe diese schreckliche Höhenangst", wird eine eventuell vorhandene Psychologische

Umkehr korrigiert, bevor alle Punkte der zwölf wichtigsten Meridiane geklopft werden. Danach wird der Erfolg der Balance bewertet.

Während es bei TFT wichtig ist, mithilfe des Muskeltests betroffene Punkte zu finden, die über ihre Verbindung zu bestimmten Emotionen wirken, ist es bei EFT wichtiger, den Einstimmungssatz – das so genannte „Set-up" – passend zu wählen und damit das Problem möglichst genau anzusprechen.

Die Vorteile von EFT sind, dass keine kinesiologische Sitzung und keine vorherige Einordnung des Problems in ein Schema notwendig sind. Das macht EFT sehr einfach und unkompliziert und ist deshalb sehr für die Selbsthilfe geeignet. Die Technik und die Lage der Punkte sind einfach zu erlernen und lassen sich auch anderen schnell vermitteln. Auch das begleitende (Selbst-)Gespräch empfinde ich oft als sehr hilfreich.

Der Nachteil der Technik ist, dass sie etwas unspezifischer als TFT ist – weil sie ohne den Muskeltest arbeitet. Deshalb kann es sein, dass Sie bei sehr komplexen Problemen EFT häufiger anwenden müssen. Und wegen der Bedeutung des Einstimmungssatzes braucht es ein gewisses Einfühlungsvermögen und Ehrlichkeit Ihnen selbst gegenüber. Aber beides entwickelt sich meiner Erfahrung nach zunehmend mit der Anwendung von EFT.

Ich selbst habe Erfahrungen mit unterschiedlichen Techniken der Energy Psychology gesammelt. Für mich ist EFT die wirksamste und unkomplizierteste Richtung, die ich allerdings bei Bedarf mit einer etwas erweiterten Korrektur der Psychologischen Umkehr (siehe Kapitel 3 und 4) und entsprechenden Sequenzen von TFT oder anderen Techniken kombiniere, wie ESM (Emotionales Selbstmanagement, begründet von den Psychologen Peter Lambrou und George Pratt).

Wissenschaftliche Studien zur Wirksamkeit von TFT und EFT

Es gibt inzwischen sowohl zur Wirksamkeit von TFT als auch von EFT eine Reihe empirischer Studien.

Für TFT ist das, neben den klinischen Studien von Callahan selbst, vor allem die Figley/Carbonell-Studie von 1995. Die beiden Psychologen Dr. Charles Figley und Dr. Joyce L. Carbonell untersuchten die Wirksamkeit von vier relativ neuen Methoden, darunter auch TFT, bei Patienten mit Traumata oder

Phobien. Sie kamen zu dem Ergebnis, dass TFT die Symptome deutlich besser reduzierte als die anderen drei.

Eine weitere Studie stammt von Dr. Stephen Daniel, einem Schüler Callahans. Er arbeitete mit 214 Kollegen, die an unterschiedlichen psychischen und körperlichen Problemen litten und die noch auf keine andere Methode angesprochen hatten. Er verwendete dabei die so genannte „Voice Technology", eine sehr ausgefeilte Variante von TFT. Der durchschnittliche Stress-Wert der Kollegen (der subjektive Stress, den ein Problem verursacht), sank nach nur einer Sitzung von 7,74 auf 1,11 und blieb bei den meisten dauerhaft auf diesem niedrigen Wert.

Dass TFT bei der Reduktion von Symptomen des posttraumatischen Stress-Syndroms sehr hilfreich ist, zeigt die Studie von Dr. Robert L. Bray und Crystal Folkes. Sie wandten TFT bei Einwanderern und Flüchtlingen mit PTSD-Symptomen an. Dabei zeigte sich, dass bei fast 80 Prozent der Teilnehmer ein deutlicher Rückgang in der Häufigkeit und Schwere der mit posttraumatischem Stress verbundenen Symptome zu verzeichnen war.

Alle Studien zeigten, dass TFT bei einer breiten Palette psychischer Beschwerden wirksam ist.

Aber auch zu EFT gibt es mittlerweile eine Reihe von empirischen Studien. So untersuchte der australische Psychologe Steve Wells die Wirkung von EFT bei Menschen mit einer Phobie vor Insekten und Kleintieren, wie Mäusen, Ratten oder Spinnen. Die Probanden wurden in zwei Gruppen aufgeteilt, wobei die erste EFT lernte, während die zweite Gruppe eine Technik der Zwerchfell-atmung anwandte, die speziell zur Verminderung von Angst entwickelt wurde. Das Ergebnis dieser Studie war, dass die Gruppe mit EFT eine deutlich höhere Reduktion ihrer Symptome erreichte als die Vergleichsgruppe mit der Tiefen-atmung. Bei einer Nachuntersuchung neun Monate später zeigte sich, dass der verbesserte Zustand bei den Patienten aus der EFT-Gruppe noch immer anhielt.

Zwei weitere Untersuchungen wurden von Dr. Paul Swingle durchgeführt. Bei der ersten untersuchte er den Effekt von EFT bei Opfern von Verkehrsunfällen, die unter PTSD litten. Diese Probanden zeigten drei Monate nachdem sie EFT gelernt hatten, deutliche positive Veränderungen. Sowohl die Symptome als auch die für PTSD typischen Gehirnwellenmuster hatten sich signifikant verringert.

In der anderen Studie untersuchte Swingle die Wirkung von EFT bei Kindern mit Epilepsie. Dabei konnte er eine deutliche Reduktion der Anfallshäufigkeit und -schwere sowie eine deutliche Verbesserung ihrer EEG-Werte feststellen.

Weitere Studien zu EFT werden derzeit vorbereitet, Informationen dazu finden Sie im Internet unter www.emofree.com, der Homepage von Gary Craig.

Erklärungsansätze zur Wirksamkeit der Energy Psychology®

Vielen Menschen geht es vermutlich wie mir: Sie möchten nicht nur wissen, *ob* etwas funktioniert, sondern auch *wie* es funktioniert. Über die Wirkungsweise von EFT und der anderen Techniken aus dem Bereich der Energy Psychology gibt es noch viele weitere Hypothesen und Erklärungsmodelle, die sich naturgemäß unterscheiden, je nachdem, aus welcher Fachrichtung sie kommen. Zwei dieser Modelle möchte ich hier kurz vorstellen und diese dann mit meiner eigenen Hypothese ergänzen.

Callahan und die Gedankenfeld-Theorie

Ein Gedankenfeld ist für Callahan eine Art elektromagnetisches Muster, das aus allen Gedanken, Gefühlen und sonstigen Impulsen zu einem bestimmten Thema besteht. Seines Erachtens entstehen negative Gefühle nicht im Meridiansystem, sondern durch so genannte „Störungen" im vorgeschalteten Gedankenfeld. Die Störung im Gedankenfeld löst eine Unterbrechung im Meridiansystem aus, und diese wiederum empfinden wir als negative Emotion oder Schmerz. Callahan definiert eine Störung als gedachte Einheit in einem Gedankenfeld, die entweder durch das Erleben eines Traumas oder durch Vererbung entsteht. Sie ist eine isolierbare Einheit und für Callahan die grundlegende Ursache jeder emotionalen Störung. Jede Störung hat aufgrund ihrer spezifischen Frequenz eine Entsprechung im Meridiansystem und löst dort bei dem mit ihr verbundenen Meridian einen „Kurzschluss" aus, den wir wiederum als negative Emotion empfinden. Gedanken und Gefühle sind damit für Callahan nicht automatisch miteinander verbunden, sondern sind getrennte, nur durch die Störung miteinander verbundene Einheiten.

Eine erfolgreiche Methode, zum Beispiel TFT, bewirkt seiner Ansicht nach den Zusammenbruch einer Störung im Gedankenfeld. Dadurch löst sich der „Kurzschluss" in dem mit der Störung verbundenen Meridian und damit auch das negative Gefühl.

Elektrochemische Veränderung von Gehirnwellenmustern durch neurale Plastizität

Während sich Roger Callahan mehr mit den Inhalten und Auswirkungen von Gedankenfeldern und Grundstrukturen beschäftigt (dem „Was"), ist das Interesse der Naturwissenschaften eher darauf ausgerichtet, was genau im menschlichen Organismus bei der Arbeit mit Energy Psychology passiert (das „Wie"). Wie kann es grundsätzlich sein, dass das einfache Klopfen von Punkten auf der Haut biochemische und andere Veränderungen hervorruft, und wie lässt sich die oft sofort eintretende Wirkung auch bei komplexen Phänomenen wie Phobien erklären?

Akupunkturpunkte haben eine erhöhte elektrische Leitfähigkeit und das Klopfen dieser Punkte sendet elektrochemische Impulse an die Bereiche des Gehirns, die für die Angst- und Stressreaktion verantwortlich sind. Dieser Effekt lässt sich mithilfe eines EEG gut nachvollziehen: Jede Emotion und jeder mentale Zustand weisen spezifische Gehirnwellenmuster oder elektrische Signaturen auf – Angst zeigt zum Beispiel ein anderes Muster als Depression –, die sich mithilfe einer Stimulation von Akupunkturpunkten sofort und dauerhaft verändern lassen. Das ist durch konventionelle Therapie oder Medikamente in dieser Form nicht möglich. Bei der Arbeit an komplexen Problemen wie Phobien scheint ein Phänomen, das sich „neurale Plastizität" nennt, eine Rolle zu spielen. Dabei handelt es sich um die Fähigkeit des Gehirns, seine eigene Struktur zu verändern. Je nachdem was passiert, während Sie zum Beispiel an Ihre Phobie denken, entscheidet sich, ob die neuronalen Verbindungen zwischen dem Angst auslösenden Bild und der Emotion stärker oder schwächer werden. Diesem Modell zufolge würde sich die Energy Psychology diese Fähigkeit unseres Gehirns zunutze machen, indem sie ein bekanntes Bild aufruft, gleichzeitig aber eine andere emotionale Reaktion anbietet – die alte damit sozusagen überschreibt.

Wenn ich zum Beispiel Höhenangst habe, die bei dem Gedanken an das Besteigen eines Fernsehturms – mit allen damit verbundenen Emotionen und Empfindungen – aktiviert wird, ich dabei aber gleichzeitig durch die

Stimulation meines Meridiansystems emotional gelöst und entspannt bin, werden die neuronalen Verbindungen zwischen Bild und Angst schwächer oder brechen völlig ab.

Mein Erklärungsmodell

Beide hier vorgestellten Hypothesen und Modelle beschreiben meiner Ansicht nach den gleichen Vorgang, nur eben aus ihrer jeweiligen Sicht heraus.

Für mich hat sich sowohl durch die theoretische Beschäftigung mit den verschiedenen Ansätzen als auch durch meine eigenen Erfahrungen folgendes Erklärungsmodell herausgebildet:

Jedes Thema – seien es nun „meine Kopfschmerzen", „diese Angst vor Ratten" oder „meine Prüfungsangst" – hat ein spezifisches, eigenes Gehirnwellenmuster, das sich aus allen zu diesem Thema gehörenden Aspekten zusammensetzt (Gedanken, Grundüberzeugungen, Gefühle und Körperempfindungen mit ihren spezifischen elektromagnetischen Signaturen). Das entspricht dem Gedankenfeld von Callahan, der es als „Art elektromagnetisches Muster" beschreibt. Allerdings verwende ich lieber den Begriff „Themenfeld", weil er der Vielzahl an Impulsen, die wir zu einem Thema speichern – eben nicht nur Gedanken – besser gerecht wird.

Dieses Muster verfügt über eine direkte Entsprechung im Meridiansystem. Das heißt, jeder Impuls ist durch seine spezifische Frequenz mit einem Meridian der gleichen Frequenz verbunden und dieser wiederum löst eine bestimmte Emotion in uns aus. Sie können sich das wie zwei gleiche Gitarrensaiten vorstellen, die beide klingen, auch wenn nur eine angeschlagen wird. Die bioelektrische Energie von Impulsen prägt damit das Meridiansystem und so hat jedes Thema nicht nur im Gehirn, sondern auch im Meridiansystem eine eigene Signatur oder ein eigenes Muster. Das Bild eines elektrischen Schaltplanes soll dies verdeutlichen: Nehmen wir als Beispiel eine traumatische Situation in Ihrer Kindheit, bei der Sie etwas kaputtgemacht haben und dafür bestraft worden sind. Von den zwölf Hauptmeridianen sind vielleicht drei in Zusammenhang mit diesem Erlebnis blockiert – zum Beispiel die Meridiane, die mit Angst, Schuld und Scham in Verbindung stehen. In unserem Schaltplan zum Thema „Diese schreckliche Sache als ich fünf war" sind also neun Meridiane durchlässig und ohne Störung, bei drei Meridianen gab es hingegen einen „Kurzschluss". So entsteht für jedes Thema ein typischer, einzigartiger Schaltplan der Meridiane und ihrer Funktion (offen vs. blockiert).

Wie aber kommt es zu diesen Blockaden oder Kurzschlüssen in den Meridianen? Wie Callahan bin auch ich der Ansicht, dass die Meridiane eine äußerst wichtige Funktion bei der Verarbeitung von äußeren Reizen für uns haben – sie scheinen eine Art Regulationsmechanismus vor allem für Emotionen zu sein. Während Callahan aber davon ausgeht, dass die Störung im Gedankenfeld die Blockade im Meridiansystem hervorruft, bin ich der Ansicht, dass die Blockade im Meridiansystem die primäre Ursache für negative Emotionen ist.

Normalerweise entwickelt sich eine Emotion, die durch einen inneren oder äußeren Reiz ausgelöst wird, langsam, steigt an, erreicht ihren Höhepunkt und wird dann wieder schwächer, bis sie sich vollständig aufgelöst hat. Dieser Vorgang kann manchmal sehr schnell ablaufen, zum Beispiel wenn wir uns erschrecken, er kann zum Teil aber auch wesentlich länger dauern – das ist häufig bei der Trauer um einen nahen Menschen der Fall. In jedem Fall aber kommt es zu einer Verarbeitung der Emotion im Meridiansystem.

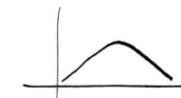

Ist der Reiz allerdings zu stark (ausgelöst durch einen Schock oder ein Trauma) oder wird unser System permanent überlastet, ist dieser Regulationsmechanismus kurzzeitig überfordert und es kommt zu einer Art Kurzschluss. Der entsprechende Meridian wird blockiert und kann die mit ihm verbundene Emotion nicht mehr verarbeiten. Anstatt zu entstehen, ihr Maximum zu erreichen und sich dann wieder aufzulösen, wird die Emotion in ihrer maximalen Intensität sozusagen eingefroren.

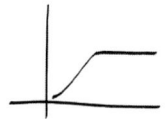

Dieser Kurzschluss wird dann mitsamt der akuten, auf ihrem Höhepunkt hängen gebliebenen und so in einer Art Endlosschleife kreisenden Emotion im Themenfeld gespeichert und kann immer wieder ausgelöst werden. Bei einer Spinnenphobie wird dann zum Beispiel bei jedem Anblick einer Spinne der ursprüngliche Schock mit allen körperlichen, emotionalen und gedanklichen Reaktionen wieder aktiviert. Die Emotionen sind in einer Endlosschleife gefangen und können sich nicht auflösen.

Diese „eingefrorenen" Emotionen und Endlosschleifen binden sehr viel Energie und prägen unser Lebensgefühl dadurch, dass sie, auch wenn sie gerade nicht aktiv sind, ständig am Rand unseres Bewusstseins sind. Wir *wissen* einfach, dass sie da sind.

Was passiert nun bei der Arbeit mit Energy Psychology und warum ist ihre Wirkung oft so verblüffend schnell und grundlegend?

Die Meridianpunkte sind, wie bereits erwähnt, Punkte auf der Haut, die eine erhöhte elektrische Leitfähigkeit und Konzentration von Rezeptoren aufweisen. Das bedeutet, dass eine Stimulation dieser Punkte stärkere elektro-chemische Signale produziert, als dies bei einer Stimulation des umliegenden Gewebes der Fall wäre. Es macht also einen Unterschied, ob Sie einen Meri-dianpunkt klopfen oder einen beliebigen Punkt auf der Haut. Über den so ge-nannten „piezoelektrischen Effekt" und die dadurch entstehende Ladung (versetzt man bestimmte Kristalle mechanisch in Schwingung, entsteht durch die Verschiebung im Kristallgitter elektrische Ladung), werden Impulse an das Energiesystem gegeben und der Kurzschluss in den betroffenen Meridianen wird behoben. Dadurch kann die Emotion endlich verarbeitet werden und sich auflösen. Durch eine Rückmeldung der Meridiane an die Themenfelder findet auch dort eine grundsätzliche Veränderung des Musters statt, das jetzt ohne Kurzschluss und eingefrorene Emotionen neu gespeichert wird.

Meiner Erfahrung nach handelt es sich hierbei nicht um das Überschreiben der alten Emotion durch eine neue, entspanntere Version, sondern um eine echte Verarbeitung und Lösung, die im Zeitraffer abläuft.

3. Wie funktioniert EFT? – Grundtechnik

Nun kommen wir – im wahrsten Sinne des Wortes – zu dem Punkt, weshalb Sie sich dieses Buch wahrscheinlich gekauft haben: dem Klopfen. Jede EFT-Sitzung besteht aus fünf einzelnen Bestandteilen: Wir müssen

1. das Problem formulieren,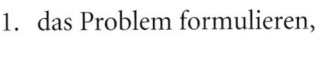

2. feststellen, wie sehr uns dieses Problem im Moment belastet,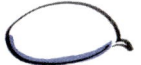

3. eine mögliche Psychologische Umkehr korrigieren,

4. die Meridianpunkte klopfen

5. und bei Bedarf die so genannte Brücke durchführen.

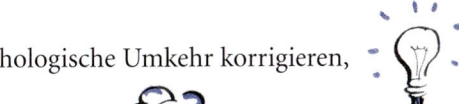

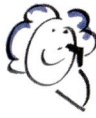

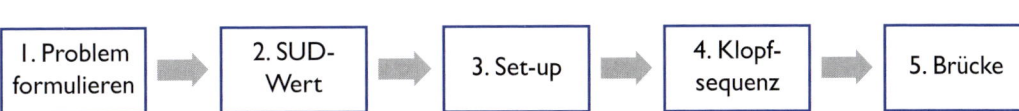

1. Problem formulieren	2. SUD-Wert	3. Set-up	4. Klopf-sequenz	5. Brücke

Wir werden im Folgenden jeden dieser Schritte in Theorie und Praxis behandeln. Am besten lesen Sie dieses Kapitel einmal ganz durch, bevor Sie es an sich selbst ausprobieren. Denn je besser Sie die einzelnen Schritte verstehen, desto wirkungsvoller können Sie sie anwenden. Aber auch wenn Sie einmal einen Schritt vergessen oder sich nicht ganz sicher sind, ob Sie es richtig machen: EFT ist eine sehr verzeihende Technik.

1. Schritt: Das Problem formulieren

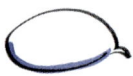

Jede EFT-Sitzung beginnt damit, dass wir das Problem oder Thema formulieren, zum Beispiel:

Ich habe diese schlimmen Kopfschmerzen.

Diese Erinnerung an meine Schulzeit.

Meine Allergie auf Birkenpollen.

Ich bin immer so ängstlich.

Meine Spinnenphobie.

Hierbei ist es wichtig, so ehrlich, klar und direkt wie möglich zu sein, denn es geht ja darum, das entsprechende, einem Thema zugrunde liegende Muster aufzurufen – nur dann können Sie es auch behandeln. Das Bild einer Datei soll das verdeutlichen: Jede Datei auf Ihrem Computer ist unter einem bestimmten Namen oder Kürzel abgespeichert. Wenn Sie sie aufrufen wollen, müssen Sie ihren Namen so exakt wir möglich eingeben. Wenn eine Datei unter „Ich hasse meine schrecklichen Kopfschmerzen" abgespeichert ist, ist es sinnlos nach „Meine Kopfschmerzen schränken mich manchmal etwas ein" zu suchen. Sie werden die Datei nicht aufrufen und Sie daher auch nicht verändern können.

Manchmal taucht auch die Frage auf, ob man durch das Aussprechen nicht etwas Negatives anziehe. Die Antwort lautet: Nein. Zum einen geht es geht bei EFT nicht um Affirmationen, sondern um eine möglichst exakte Beschreibung des aktuellen Ist-Zustandes. Das heißt, Sie sprechen lediglich etwas aus, das sowieso schon in Ihnen vorhanden ist, und können auch nur deshalb etwas daran verändern. Zum zweiten ist meiner Erfahrung nach das, was un- oder halb bewusst in einem Menschen rumort – also die „eingefrorenen Kurzschlüsse" und Emotionen –, viel quälender, als es einfach einmal ganz bewusst auszusprechen und zur Kenntnis zu nehmen. Die innere Wahrheit hat eine unglaublich befreiende Kraft, die uns von dem großen Druck erlöst, ständig all die nach oben drängenden „Gummibälle" unserer verdrängten Themen und Probleme unter der Wasseroberfläche halten zu müssen. Mit EFT können Sie einen „Ball" nach dem anderen loslassen, ihn anschauen und sich dann überlegen, ob Sie die Luft rauslassen oder ihn zum Spielen verwenden möchten. Häufig kommt dann ein Gefühl von „Gott sei Dank, endlich darf ich es einmal sagen!" auf. Und zum dritten tragen Sie mit dem aktiven Klopfen etwas zur Lösung des Problems bei. Darin liegt der große Unterschied: Wenn Sie etwas immer wieder erzählen, schleifen sich die neurologischen Bahnen tatsächlich immer tiefer ein. Durch das Aussprechen *und* Klopfen lösen sich diese alten Spuren aber auf und das Thema verliert immer mehr an emotionaler Ladung.

Versuchen Sie also nicht, freundlich, positiv oder spirituell zu sein, sondern tragen Sie ruhig ein bisschen dicker auf. Je treffender Ihre Beschreibung ist, desto schneller rufen Sie den „Schaltplan" auf, der Ihrem Problem zugrunde liegt. Bei akuten Problemen wie Kopfschmerzen ist es nicht unbedingt notwendig, das Problem noch einmal ausdrücklich zu benennen – Sie sind ja schon eingestimmt. Ich würde Ihnen aber für den Anfang empfehlen, es trotzdem zu machen – es kann nicht schaden und die Arbeit wird dadurch meist noch etwas fokussierter.

Und das Schöne an EFT ist: Sie müssen keine Lösung für Ihr Problem finden. Gerade wenn Sie bereits andere Methoden kennen gelernt und ausprobiert haben, wird Ihnen das wahrscheinlich ungewohnt vorkommen. Es geht bei EFT nur um eine Beschreibung dessen, was ist, und nicht um eine Erklärung, woher es vielleicht kommt oder wie wir es gerne verändert hätten. Ich persönlich empfinde das als sehr entlastend.

1. Problem formulieren

- So ehrlich, klar und direkt wie möglich
- Nicht freundlich oder spirituell sein
- Keine Affirmationen
- Keine Lösungen, sondern Beschreibung der Situation

2. Schritt: Den SUD- oder Stresswert feststellen

Nachdem Sie das Problem formuliert haben, ist es wichtig festzustellen, wie sehr Sie dieses Thema im Moment belastet. Dafür verwenden wir die so genannte SUD-Skala (Subjective Unit of Distress), also die subjektiven Stresseinheiten. Diese Skala wurde in den 50er-Jahren von dem Psychiater Joseph Wolpe eingeführt, die ursprünglich bis 100 gehende Skala wurde für die Energy Psychology auf 0 bis 10 reduziert. Um bei unserem Beispiel mit den Kopfschmerzen zu bleiben, könnte der SUD-Wert zum Beispiel bei 8, 7.5, 5 oder (gefühlten) 25 liegen.

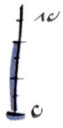

Das Überprüfen des Stresswertes ist besonders am Anfang und bei der Arbeit mit Klienten wichtig. Es hilft Ihnen dabei, sich auf das Problem zu fokussieren und schafft Vertrauen in die Methode. Sie stellen fest: „Hey, der Wert geht ja wirklich runter!" Bei der Arbeit mit Klienten zeigt dieses Vorgehen, ob oder dass wir auf dem richtigen Weg sind und wo der Klient gerade innerlich steht. Aber auch für erfahrene EFT-Anwender kann es bei bestimmten Themen sehr hilfreich sein, zwischendurch immer wieder den Stresswert festzustellen. Aus eigener Erfahrung weiß ich zum Beispiel, dass ich dazu neige, zu schnell von einem Thema zum nächsten zu springen. Der SUD-Wert hilft mir dabei, ein Thema wirklich auf 0 oder 1 zu reduzieren, bevor ich zum nächsten übergehe.

Wenn Sie Schwierigkeiten damit haben, den SUD-Wert für ein Problem festzustellen, raten Sie einfach – es geht hier schließlich nicht um wissenschaftliche Präzision, sondern nur um die Frage „Wie viel Stress bereitet mir dieses Problem/dieser Gedanke/diese Erinnerung in diesem Moment?". Sollte das nicht helfen, können Sie auch auf die Bestimmung des SUD-Werts verzichten – EFT funktioniert trotzdem.

2. SUD-Wert

- Wie viel Stress bereitet Ihnen das Thema im Moment?
- Raten, wenn Sie unsicher sind
- Nicht unbedingt nötig bei Selbstbehandlung

3. Schritt: Das Set-up / Korrektur der Psychologischen Umkehr (PU)

Nachdem Sie das Problem formuliert („Ich habe diese schrecklichen Kopf-schmerzen.") und den SUD-Wert bestimmt haben (8), beginnen wir mit dem so genannten Set-up.

Das Set-up dient dazu, unser System vorzubereiten – sozusagen „Grünes Licht" zu geben. Sie korrigieren damit die so genannte „Psychologische Um-kehr", die in etwa 40 Prozent aller Fälle aktiv ist. Sollte sie bei Ihnen nicht ak-tiv sein, schadet eine Korrektur nicht, sollte sie es aber sein, hängt von dieser Korrektur der Erfolg der gesamten weiteren Sitzung ab. Bevor wir uns im Fol-genden damit beschäftigen, wie die Korrektur funktioniert und was genau wir dabei machen, sollten wir jedoch wissen, was diese Psychologische Umkehr eigentlich ist.

Die von Callahan entdeckte PU ist eine Form der Selbstsabotage, bei der wir das eine wollen – und doch genau das Gegenteil davon tun (zum Beispiel wol-len wir weniger Chips essen und haben uns doch wieder eine neue Tüte ge-kauft). Immer wenn Sie merken, dass Sie etwas nur mit größter Anstrengung tun können, ist eine PU aktiv am Werk. Oder wenn Sie sich Dinge immer wie-der vornehmen und diese Versprechungen an sich selbst trotzdem nie halten. Nach Auffassung von Roger Callahan findet bei der PU eine buchstäbliche Umpolung der Meridianpolarität statt, die meistens durch den Einfluss von Toxinen ausgelöst wird.

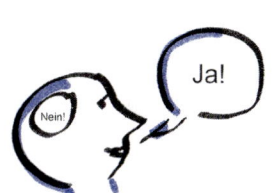

Nach meiner Erfahrung ähnelt die Psychologische Umkehr eher der in-neren Stimme, die das, was Sie bewusst erreichen möchten, zu verhin-dern versucht – und sie hat auch durchaus gute Gründe dafür. Sie ist ein Aspekt von uns und versucht, etwas für uns zu tun oder uns vor etwas zu bewahren. Das klingt im ersten Augenblick vielleicht para-dox und Sie können sich natürlich zu Recht fragen, was für Vorteile es bringen soll, beruflich immer wieder zu scheitern, diese Neurodermitis nicht heilen lassen zu können oder keine Diät durchzuhalten. Aber die innere Stimme hat ihre Gründe, auch wenn sie oft für einen Teil von uns spricht, der in einem sehr frühen Alter stehen geblieben ist und sich nicht mit uns weiter-entwickeln konnte – es sind oft die Ängste der zwei- bis fünfjährigen Kinder in uns, deren Gesetze einer eigenen Logik folgen. Aber solange Sie diesen Teil und das, was er zu sagen hat, nicht bewusst anhören, wird er eine Veränderung oder Heilung verhindern. Er zieht sozusagen die innere Handbremse an. Die

Folge davon ist, dass wir in bestimmten Bereichen unseres Lebens nicht weiterkommen und uns immer wieder selbst im Weg stehen. Bezogen auf das Meridiansystem scheint dieser innere Widerspruch die Meridiane zu blockieren – er legt sozusagen die „Stromversorgung" lahm, sodass das eigentliche Klopfen wirkungslos ist. Eine PU ist zwar nur in etwa 40 Prozent aller Fälle aktiv – *wenn* sie es aber ist und nicht korrigiert wird, dann hilft alles Klopfen nichts. Deshalb ist die Korrektur der PU bei EFT immer Teil der Grundsequenz, auch wenn sie in der Mehrheit der Fälle nicht notwendig ist.

Wenn eine Psychologische Umkehr bei bestimmten Themen in uns aktiv ist, ist es sehr befreiend und spannend, ihr durch die Korrektur und das Aussprechen (vielleicht das erste Mal überhaupt) eine wahrhafte Stimme zu geben. Wir erkennen durch das Set-up ihre Existenz in uns an und akzeptieren uns trotzdem genau so, wie wir sind. Dadurch, dass diese Stimme ihre Botschaft an uns zum ersten Mal auch äußern *durfte*, wird die Leitung frei geschaltet (die innere Handbremse gelöst, die jetzt nicht mehr notwendig ist, weil sie uns nicht mehr daran hindern muss in unser – vermeintliches – Verderben zu rennen), und die eigentliche Arbeit an den einzelnen „Kurzschlüssen" in den Meridianen kann beginnen. In Kapitel 4 und 6 werden wir uns noch ausführlicher mit diesem Thema und den Botschaften beschäftigen, die eine Psychologische Umkehr haben kann.

Kommen wir nun dazu, wie die Korrektur der Psychologischen Umkehr funktioniert:

Das Set-up besteht aus zwei Teilen, die gleichzeitig ausgeführt werden. Wir klopfen oder reiben einen bestimmten Punkt und sagen dabei: „Auch wenn ich dieses Problem habe, liebe und akzeptiere ich mich voll und ganz." Das ist klingt seltsam und sogar ein bisschen peinlich, finden Sie? Das kann ich gut verstehen, aber vielleicht ändern Sie Ihre Meinung, wenn Sie wissen, wozu das Ganze dient.

Aber zuerst zum reinen Vorgehen:

Sie können entweder einen Punkt auf der Handkante (HK) mit den vier Fingern der anderen Hand sanft klopfen – das ist der Meridianpunkt *Dünndarm 3* (siehe S. 33). Oder Sie reiben den als NLR bezeichneten *Neurolymphatischen Reflexpunkt*, der sich etwa zwischen der zweiten und dritten Rippe befindet (siehe S. 34). Dieser Punkt wird manchmal auch als „heilender" oder „Wunder Punkt" (WP) bezeichnet, da hier häufig Lymphe gestaut und er deshalb meist etwas druckempfindlicher ist als das umliegende Gewebe.

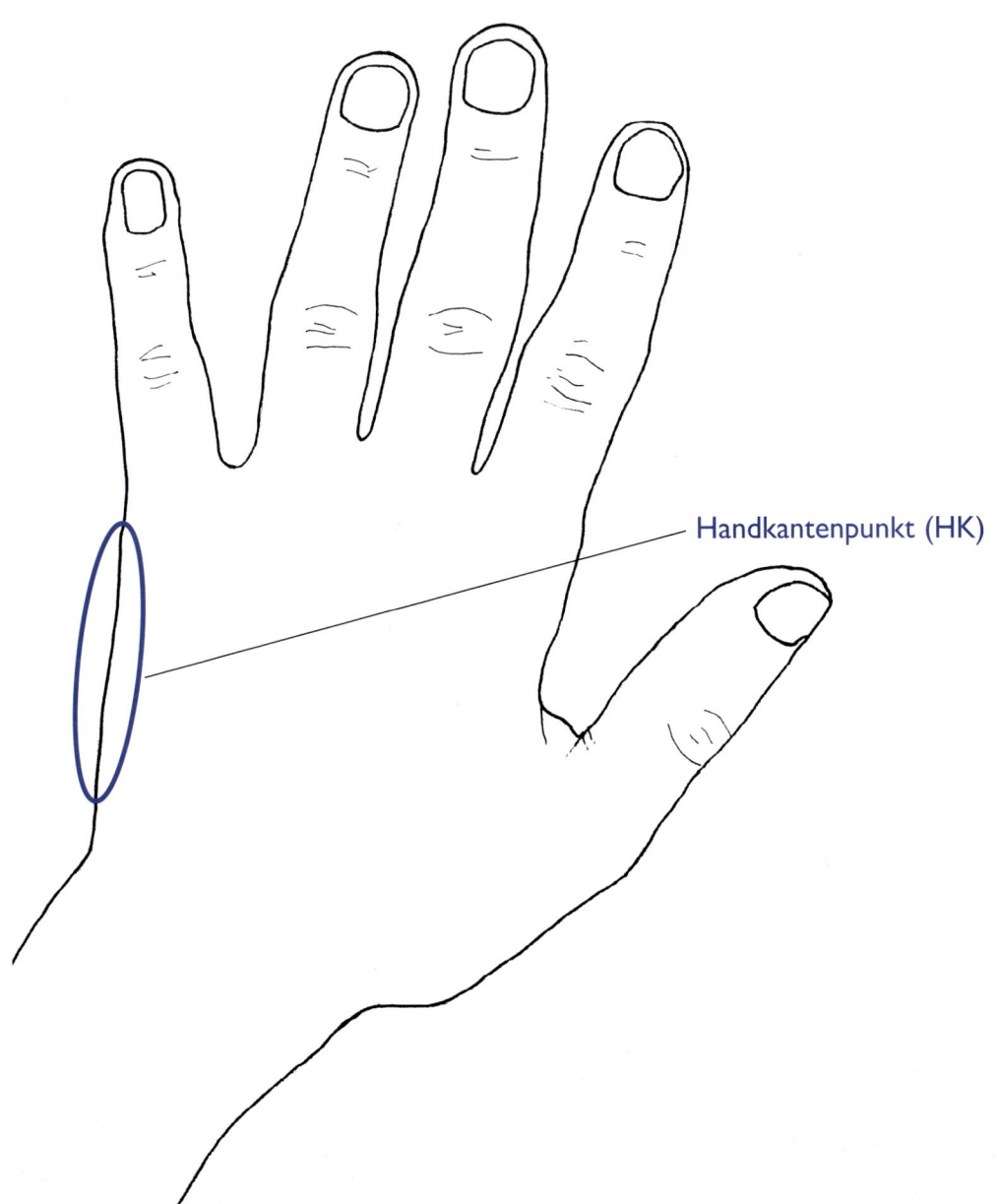

Handkantenpunkt (HK)

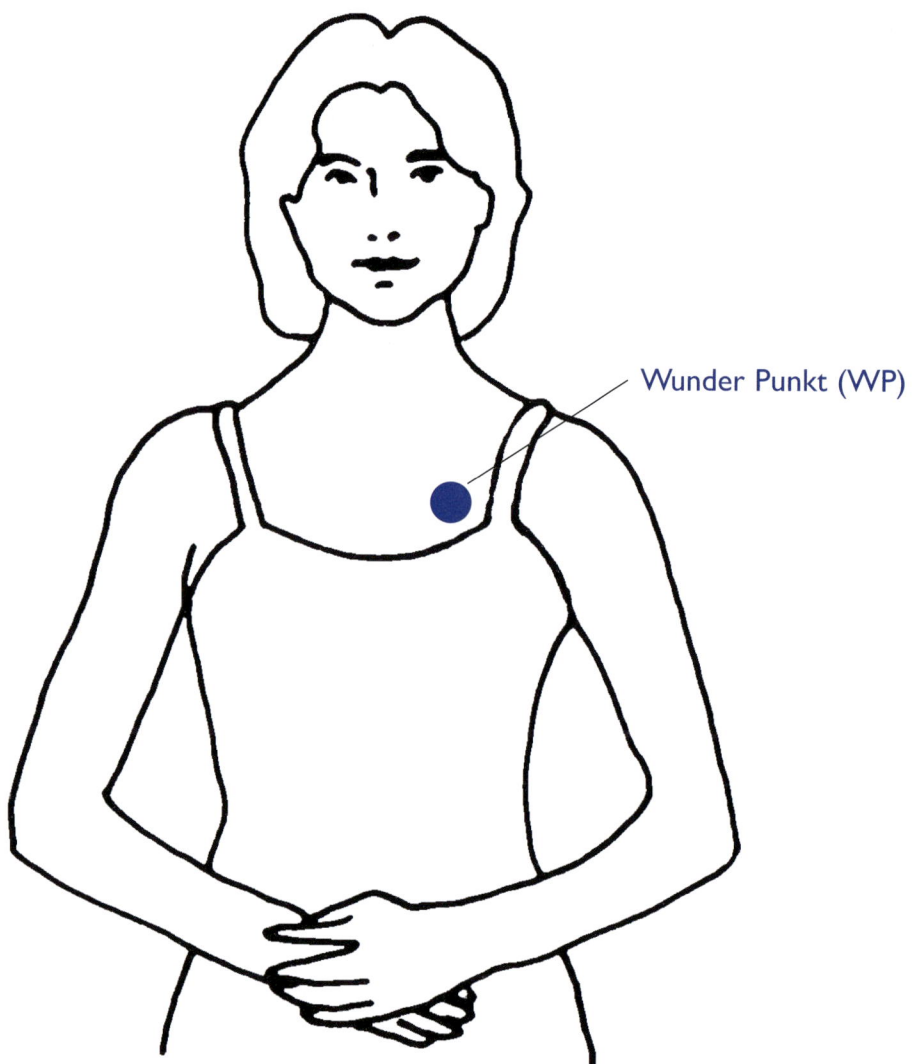

Wunder Punkt (WP)

Während Roger Callahan bei TFT inzwischen nur noch den Handkantenpunkt klopft, werden bei EFT beide Punkte alternativ verwendet. Der Wunde Punkt scheint in manchen Fällen etwas wirkungsvoller zu sein, ist aber manchmal nicht so leicht zu finden und kann bei häufiger Anwendung von EFT oder längeren Sitzungen irgendwann schmerzen. Der Handkantenpunkt ist einfacher zu finden und bei der Arbeit mit Klienten leichter zu erreichen. Experimentieren Sie einfach mit beiden Punkten und wechseln Sie anfangs hin und wieder – der Effekt ist fast der gleiche.

Parallel zum Klopfen oder Reiben des Punktes wird bei EFT dreimal der folgende Satz gesagt: „Auch wenn ich dieses Problem habe, liebe und akzeptiere ich mich voll und ganz." Dabei setzen Sie das, woran Sie arbeiten möchten, an die Stelle von „dieses Problem". Also sagen Sie zum Beispiel drei Mal (dabei entweder den Wunden Punkt reiben oder den Handkantenpunkt klopfen):

Auch wenn ich diese starken Kopfschmerzen habe, liebe und akzeptiere ich mich voll und ganz.

Die Tatsache, dass Roger Callahan die Psychologische Umkehr inzwischen ohne diesen Satz nur mit dem Klopfen des Handkantenpunktes korrigiert, zeigt, dass er nicht unbedingt nötig ist, solange Sie auf das Thema eingestimmt sind. Ich habe aber die Erfahrung gemacht, dass der Satz noch einen sehr positiven „Nebeneffekt" in Bezug auf die Selbstakzeptanz und -liebe hat. Je öfter Sie EFT anwenden und dabei – manchmal vielleicht auch nur halbherzig oder skeptisch – sagen, dass Sie sich trotz all Ihrer Probleme und Unzulänglichkeiten lieben und akzeptieren, desto selbstverständlicher und vertrauter wird diese Tatsache für Sie. Und bei fortgeschrittener Anwendung von EFT bietet das Set-up den Vorteil, verschiedene Themen und Aspekte eines einzigen Problems auf einmal ansprechen zu können und nicht bei jedem neuen Aspekt eine eventuelle PU erneut korrigieren zu müssen (siehe Kapitel 4 und 6).

Bei der Formulierung des Satzes ist es vollkommen egal, ob Sie zuerst das Problem nennen und dann sagen, dass Sie sich lieben und akzeptieren, oder die Reihenfolge vertauschen. Silvia Hartmann nennt zum Beispiel in ihrem Buch *Emotionale Freiheit* (VAK 2002) den folgenden Set-up-Satz: „Ich akzeptiere mich voll und ganz, auch wenn ich dieses Problem habe." Beides hat den gleichen Effekt.

Auch wenn ich ... habe, liebe und akzeptiere ich mich voll und ganz.

Ich akzeptiere mich voll und ganz, auch wenn ich ... habe.

Sollten Sie Schwierigkeiten mit den Begriffen „lieben und akzeptieren" haben, können Sie auch einfach nur „akzeptieren" sagen oder – sollte auch das im Moment nicht möglich sein – einfach „ist es in Ordnung / okay". Weitere Varianten dieses Satzes finden Sie ebenfalls in Kapitel 4 und 6.

Auch wenn ich ... habe, bin ich in Ordnung.

Auch wenn ich ... habe, ist es in Ordnung.

---

3. Set-up

– Korrigiert die Psychologische Umkehr

– In etwa 40 Prozent der Fälle notwendig

– Handkante (HK) oder Wunder Punkt (WP)

– Anerkennen dessen, was ist

4. Schritt: Das Klopfen der Meridian-punkte

Sie haben jetzt das Problem formuliert, den Stresswert festgestellt und eine mögliche Psychologische Umkehr korrigiert. Jetzt beginnt die eigentliche Klopfakupressur.

EFT ist eine Meridian-Klopftechnik, das heißt, wir klopfen bestimmte, besonders wirkungsvolle Punkte auf den Meridianen. Es gibt zwölf Haupt- und acht Nebenmeridiane. Die Hauptmeridiane verlaufen auf beiden Körperseiten symmetrisch, während die Nebenmeridiane entlang der Mittellinie verlaufen. Alle Meridiane sind miteinander verbunden – trotzdem hat jeder Meridian spezifische Funktionen und Wirkungen. Und es scheint, dass jeder der auf den Meridianen befindlichen Akupunkturpunkte (die chinesische Medizin geht von über 300 solcher Punkte aus), noch einmal spezielle Aufgaben und Bedeutungen innerhalb des Meridians hat. In der Energy Psychology werden vor allem Anfangs- und Endpunkte (die so genannten Akabane-Punkte) der Meridiane geklopft. Zum einen, weil sie meistens einfach zu erreichen sind, was besonders bei der Selbsthilfe wichtig ist. Zum anderen, weil diese Punkte sich als besonders wirkungsvoll erwiesen haben. Sie repräsentieren nicht nur „ihren" Meridian und seine Funktionen besonders klar, sondern stellen auch eine Verbindung zwischen den einzelnen Meridianen her.

Die meisten Meridiane verlaufen durch ein inneres Organ (wobei in der chinesischen Medizin zum Beispiel auch der Herzbeutel, das Perikard, in dem das Herz liegt, ein eigenes Organ ist), und sind auch nach diesem benannt. Für diejenigen unter Ihnen, die sich mit dem Meridiansystem auskennen oder näher damit beschäftigen möchten, ist in der folgenden Beschreibung auch das in der TCM übliche Kürzel für den Meridian genannt sowie der chinesische Begriff.

Klopfen Sie die Punkte am besten immer mit zwei Fingern, Ausnahmen davon werden explizit genannt. Es ist ganz egal mit welcher Hand und auf welcher Seite Sie bei den Meridianen klopfen, die auf beiden Körperseiten liegen. Wenn Sie viel mit EFT arbeiten, tut es gut, ab und zu die Hand und die Seite zu wechseln, weil die Punkte nach einer Weile schmerzen können oder der Arm müde wird.

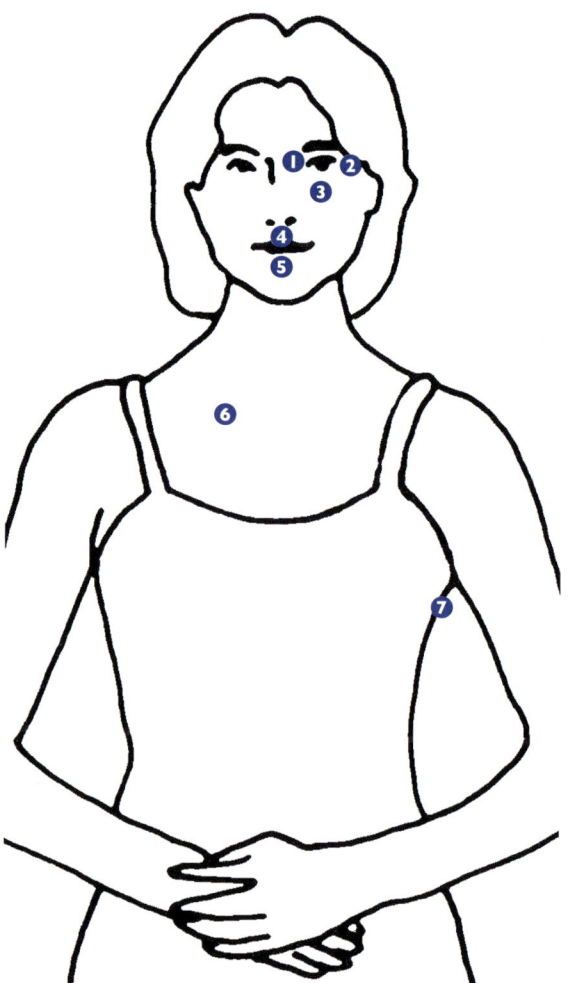

❶ Augenbrauenpunkt (AB)

❷ Seitlich des Auges (SA)

❸ Jochbein (JB)

❹ Unter der Nase (UN)

❺ Unter der Unterlippe (UL)

❻ Schlüsselbeinpunkt (SB)

❼ Unter dem Arm (UA)

AB: Augenbraue

Dieser Punkt liegt an der Innenseite der Augenbraue, zwischen dem vorderen Ende der Augenbraue und der Nasenwurzel. Klopfen Sie diesen Punkt am besten mit zwei Fingern, wobei Sie einen Finger an den Anfang der Augenbraue und den zweiten an die Nasenwurzel legen.

Bl 2 (Blasenmeridian), Zan Zhu

SA: Seitlich des Auges

Dieser Punkt liegt außen auf dem Knochen der Augenhöhle, unterhalb der Augenbraue, etwa in gleicher Höhe wie die Pupille. Am besten klopfen Sie diesen Punkt, indem Sie den oberen Finger auf das Ende der Augenbraue und den unteren Finger auf den Knochen der Augenhöhle legen.

GB 1 (Gallenblasenmeridian), Tong Zi Liao

JB: Jochbein

Dieser Punkt liegt etwas unterhalb des Knochens am unteren Rand der Augenhöhle, direkt in der Mitte. Am besten klopfen Sie nicht direkt auf den Jochbogen, sondern etwas weiter unten auf den weichen Teil der Wange.

Ma 1 (Magenmeridian), Cheng Qi

UN: Unter der Nase

Dieser Punkt liegt zwischen Nase und Oberlippe. Hier können Sie am besten mit einem Finger klopfen.

GG 26 (Gouverneursgefäß), Shui Gou (26)

UL: Unter der Unterlippe

Dieser Punkt liegt auf der Mittellinie zwischen Unterlippe und Kinn, direkt auf dem Kinngrübchen.

ZG 24 (Zentralgefäß), Cheng Jiang

SB: Schlüsselbein

Dieser Punkt liegt an der Verbindung zwischen Brust- und Schlüsselbein. Wenn Sie das Schlüsselbein in Richtung Brustmitte entlang fahren, kommen Sie zu einem dreieckigen Knochenvorsprung, von wo aus das Brustbein nach unten abgeht. Klopfen Sie diesen weichen Bereich unterhalb des Knochens sanft mit vier Fingern.

Ni 27 (Nierenmeridian), Shu Fu

UA: Unter dem Arm

Dieser Punkt liegt auf der Höhe der Brustwarze in der direkten Verlängerung der Achselhöhle. Klopfen Sie auch diesen Bereich mit vier Fingern und mit leichten Auf- und Abwärtsbewegungen.

MP 21 (Milz-Pankreasmeridian), Da Bao

8 Daumenpunkt (DP)

9 Zeigefingerpunkt (ZF)

10 Mittelfingerpunkt (MF)

11 Kleinfingerpunkt (KF)

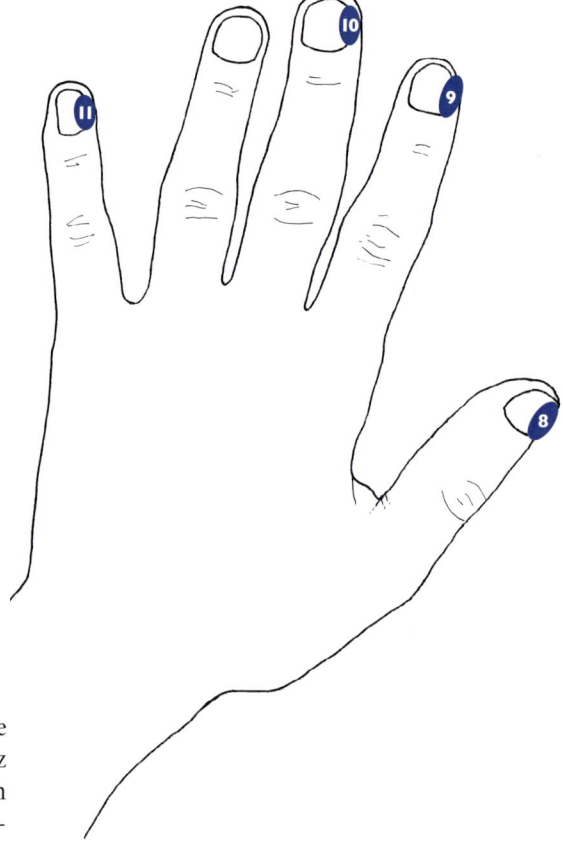

Das sind die sieben Punkte, die bei jeder EFT-Basissequenz geklopft werden. Sie werden ergänzt durch die so genannten Fingerpunkte, die im Folgenden beschrieben sind. Die Fingerpunkte werden am besten mit dem Zeigefinger der anderen Hand flach geklopft.

DP: Daumen

Dieser Punkt liegt (wie alle Fingerpunkte) an der körperzugewandten Seite des Daumens, direkt am Nagelfalz.

Lu 11 (Lungenmeridian), Shao Shang

ZF: Zeigefinger

Der Zeigefingerpunkt liegt auf der dem Körper zugewandten Seite. Klopfen Sie mit dem Zeigefinger der anderen Hand flach auf den Nagelfalz.

DD 1 (Dickdarmmeridian), Shang Yang

MF: Mittelfinger

Dieser Punkt liegt am Nagelfalz des Mittelfingers.

KS 9 (Kreislauf-Sexusmeridian), Zhong Chong

KF: Kleiner Finger

Dieser Punkt liegt am Nagelfalz des kleinen Fingers.

Hz 9 (Herzmeridian), Shao Chong

Der Ringfingerpunkt, einer der Punkte des Dreifachen Erwärmer-Meridians, wird nicht geklopft, da dieser Meridian bei der Brücke (5. Schritt) schon in Form des Serienpunktes eingeschlossen ist. Ich klopfe zusätzlich zu den oben genannten Punkten auch während der Sitzung immer wieder einmal den Handkantenpunkt. Dieser Punkt ist nach meiner Erfahrung einer der wichtigsten Punkte und sollte immer dann zusätzlich geklopft werden, wenn Sie nicht weiterkommen.

Kursteilnehmer stellen manchmal die Frage, warum der Lebermeridian nicht bei den Klopfakupressur-Punkten dabei ist. Ursprünglich war er bei Gary Craig Teil der Basisroutine, inzwischen wurde er aber wieder herausgenommen. Da er sich unter der Brust befindet, ist er für Frauen relativ schwer zu erreichen und kann manchmal auch bei sanftem Klopfen wegen des empfindlichen Brustgewebes schnell schmerzen. Außerdem hat sich gezeigt, dass EFT auch ohne das Klopfen des Lebermeridians gut funktioniert. Aber Sie können natürlich gerne mit diesem oder anderen Punkten des Lebermeridians experimentieren – vielleicht entdecken Sie für sich einen neuen Punkt, der die anderen Punkte sinnvoll ergänzt.

Um sich mit den Punkten und ihrer Lage vertraut zu machen, ist es gut, alle Punkte in der angegebenen Reihenfolge einmal zu klopfen. Klopfen Sie jeden Punkt fünf bis acht Mal. Die Dauer des Klopfens pro Punkt wird außerdem durch einen Erinnerungssatz bestimmt, der uns hilft, unsere Aufmerksamkeit auf das Problem oder Thema zu fokussieren.

Der Erinnerungssatz ist eine Art Kurzform des Problems. Das könnte bei einer Spinnenphobie „meine / diese Spinnenphobie" oder bei einer traumatischen Erfahrung „diese schreckliche Sache" sein. Wichtig ist dabei nur, dass der Satz für Sie einen Sinn ergibt und Sie beim Klopfen Kontakt mit dem Problem halten. Dieser wird nämlich vor allem dann schwächer, wenn EFT seine Wirkung entfaltet und der Stress, den Ihnen ein Thema bereitet, weniger wird. Erfahrungsgemäß neigen wir dann zum „Wandern" und packen die Reste des Problems, die wir ja eigentlich auch gerne noch gelöst hätten, wieder zurück in unser Unterbewusstsein, weil das Ganze ja nicht mehr so schlimm ist. Der Satz hilft uns dabei, so lange auf unser Problem fokussiert zu bleiben, bis es ganz oder wenigstens fast gelöst ist.

Klopfen Sie so fest, dass Sie eine deutliche Vibration im Gewebe spüren, aber nicht so fest, dass es schmerzt. Was die Geschwindigkeit und Frequenz beim Klopfen anbelangt, so ist es am besten, einfach ein bisschen mit dem Tempo zu experimentieren, bis es sich für Sie richtig anfühlt.

4. Klopfsequenz

- Welche Punkte werden geklopft?
- Wie werden die Punkte geklopft?
- Erinnerungssätze

5. Schritt: Die Brücke

Der letzte Bestandteil einer EFT-Sitzung ist sicher auch der Ungewöhnlichste. Im deutschen Sprachraum wird er als „Brücke" bezeichnet, im Englischen nennt man ihn „9-Gamut" oder „Gehirnbalance".

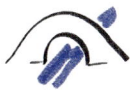

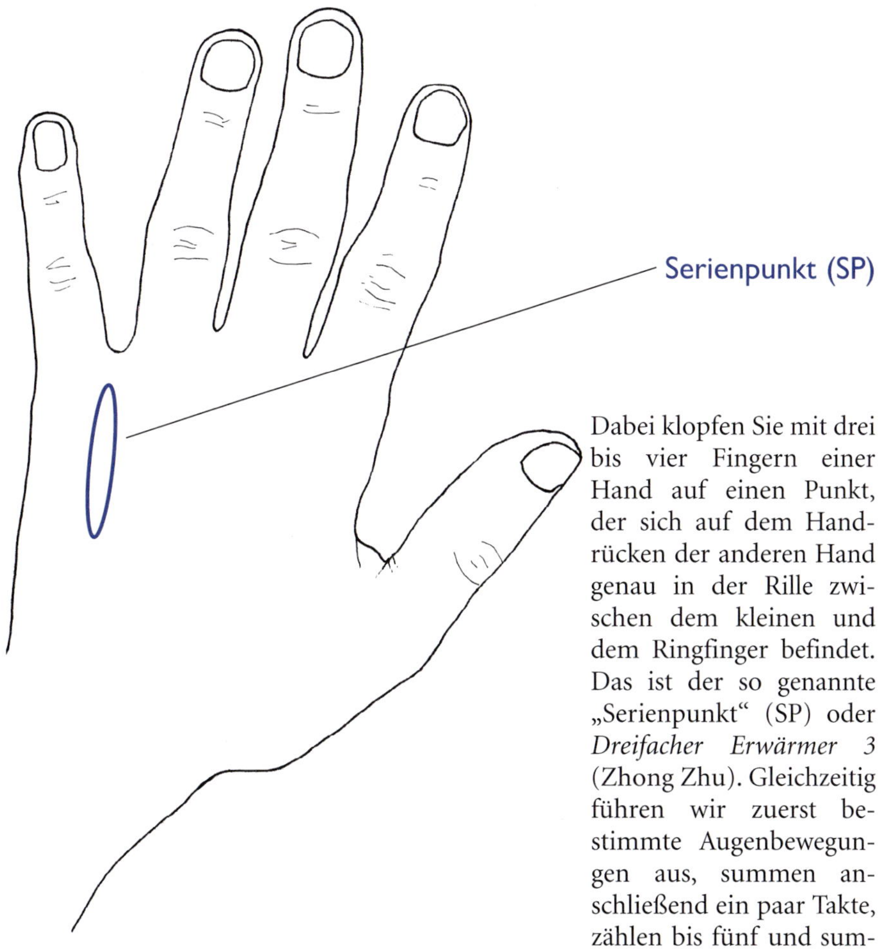

Serienpunkt (SP)

Dabei klopfen Sie mit drei bis vier Fingern einer Hand auf einen Punkt, der sich auf dem Handrücken der anderen Hand genau in der Rille zwischen dem kleinen und dem Ringfinger befindet. Das ist der so genannte „Serienpunkt" (SP) oder *Dreifacher Erwärmer 3* (Zhong Zhu). Gleichzeitig führen wir zuerst bestimmte Augenbewegungen aus, summen anschließend ein paar Takte, zählen bis fünf und summen dann nochmals. Die einzelnen Schritte sind:

– Augen schließen

– Augen öffnen

– Augen bei geradem Kopf nach links unten

– Augen bei geradem Kopf nach rechts unten

– Augen bei geradem Kopf kreisen gegen den Uhrzeigersinn

– Augen bei geradem Kopf kreisen im Uhrzeigersinn

– Summen (üblicherweise die ersten Takte von „Happy Birthday" – es kann aber auch etwas anders sein)

– Zählen (von 1 bis 5)

– Summen (wieder einige Takte aus „Happy Birthday")

Es ist dabei nicht wichtig, ob Sie zuerst nach rechts oder links schauen oder kreisen – solange Sie beide Richtungen aktivieren.

Die Brücke, in der Form, wie wir sie hier anwenden, ist von Roger Callahan entwickelt worden. Sie basiert größtenteils auf den Entdeckungen Goodhearts, dass Testmuskeln, je nach Stellung der Augen beziehungsweise beim Zählen oder Summen, unterschiedlich reagieren. Das bedeutet, dass bestimmte Gehirnfunktionen an bestimmte Gehirnbereiche und diese wiederum an spezifische Augenpositionen gekoppelt sind. Diese Erkenntnis stimmt mit den beschriebenen Augenpositionen von Bandler und Grinder, den Entwicklern von NLP (Neurolinguistisches Programmieren), überein. Goodheart ließ seine Patienten nach schräg rechts und links unten, nach rechts und links seitlich sowie nach schräg rechts und links oben schauen.

Auf dieser Basis und mit zusätzlichen eigenen Erkenntnissen entwickelte Callahan die so genannte „9-Gamut-Sequenz" zur Intensivierung der Wirkung von TFT. Er nahm das Augenkreisen mit in die Sequenz auf und verzichtete dafür auf die Augenbewegungen nach seitlich rechts und links sowie nach schräg oben. Seiner Ansicht nach aktivieren die Augenbewegungen sowie das Zählen und Summen weitere, mit dem Problem in Zusammenhang stehende Aspekte des Gedankenfeldes.

Welche Rolle die Augenbewegungen spielen, haben wir jetzt kennen gelernt, aber welchen Sinn hat das Summen und Zählen?

Das menschliche Gehirn besteht aus zwei Gehirnhälften, auch Hemisphären genannt, die unterschiedliche Fähigkeiten und Funktionen haben. Die dominante Hemisphäre – bei den meisten Menschen ist das die linke –, ist für lineares, logisches, analytisches Denken zuständig. Die andere, meist nicht-dominante rechte Hemisphäre ist für kreative, intuitive, visuell-räumliche Tätigkeiten zuständig. Durch das Summen, eine Aktivität, die von der nicht-dominanten Hemisphäre gesteuert wird, wird diese Gehirnhälfte aktiviert. Das Zählen dagegen ist eine Fähigkeit, die nur die dominante, meist linke, Gehirnhälfte beherrscht. Entsprechend wird folglich diese Hemisphäre angesprochen. Durch den schnellen Wechsel zwischen Summen und Zählen, links und rechts, Intellekt und Emotion, kommt es zu einer besseren Integration der beiden Hälften, die über das Corpus Callosum (Nervenstränge), miteinander verbunden sind.

Und das ist meiner Ansicht nach genau der Grund, warum die Energy Psychology Muster verändern und Probleme wirklich lösen kann und sie nicht nur überdeckt (wie Medikamente das tun), oder uns zu einem „profunden Kenner unserer Neurosen" macht, wie es der spirituelle Lehrer Ram Dass einmal so schön ausgedrückt hat, ohne an unseren emotionalen Reaktionen etwas zu verändern.

Warum verstehen wir manche unserer Verhaltensweisen so gut und können trotzdem nicht wirklich etwas daran ändern? Weil das intellektuelle Verstehen in der linken Hemisphäre angesiedelt ist, das zugehörige emotionale Muster aber in der rechten. Und da die meisten diese Muster in einer Zeit entstanden sind, in der wir auf unsere Umgebung fast nur emotional reagieren konnten – bei kleinen Kindern ist der emotionale Anteil der Persönlichkeit sehr stark ausgeprägt, während der kognitive sich erst langsam entwickelt –, sitzen sie sehr tief und werden bei Stress automatisch aufgerufen. Können wir keine Verbindung herstellen zwischen dem emotionalen Muster in der rechten Gehirnhälfte, das meistens im Alter zwischen zwei und fünf Jahren entstanden ist (mit all den relativ eingeschränkten Erkenntnismöglichkeiten, die wir in diesem Alter haben), und dem „vernünftigen", erwachsenen Teil in der linken Hemisphäre, kann keine wirkliche Neubewertung der Erinnerungen und Erlebnisse stattfinden. Durch die Brücke hingegen geschieht nun aber genau das: Wir schaffen eine Verbindung und das emotionale Muster kann sich auflösen, verarbeitet werden und sozusagen „nachreifen".

Anders als Callahan habe ich weniger die Erfahrung gemacht, dass dadurch neue Aspekte eines Themas oder Gedankenfeldes heranreifen. Ich empfinde es eher so, als ob sich nach oder bei der Brücke eine Art Schleuse öffnet (beziehungsweise ein oder mehrere Meridiane) und die gestaute oder eingefrorene Emotion danach abfließen kann. Eine meiner Klientinnen drückte es so aus: Jedes Mal „nach dem Lied" hat der Stress abgenommen.

Trotz dieser sehr positiven Wirkung der Brücke müssen Sie sie, wenn Sie etwas mehr Erfahrung mit EFT haben, nicht jedes Mal durchführen. Mit der Zeit spüren Sie, ob die Brücke bei einem bestimmten Thema oder Aspekt sinnvoll und notwendig ist oder nicht.

Übertreiben Sie es auch mit den Augenbewegungen nicht, vor allem, wenn Sie unter überanstrengten Augen oder generell Problemen mit den Augen leiden. Meistens reicht eine angedeutete Bewegung der Augen schon völlig aus.

---

5. Brücke

- Verbindet beide Gehirnhälften miteinander
- Wenn Sie nicht weiterkommen
- Neue Erkenntnisse zu einem Thema

Ablauf einer EFT-Sitzung

Nachdem Sie nun alle Bestandteile kennen gelernt haben, aus denen eine EFT-Basissequenz besteht, sehen wir uns nun den typischen Ablauf an.

Es empfiehlt sich, zu Anfang nach diesem festen Schema vorzugehen, und zwar so lange, bis Sie mit der Methode vertraut sind. Dann können Sie bestimmte Teile auslassen oder die Basissequenz mit anderen Techniken ergänzen, zum Beispiel mit der Choices-Methode (siehe Kapitel 6).

Diese klassische Form einer EFT-Sitzung wird auch „Sandwich" genannt, weil zuerst die Punkte geklopft werden (die eine Brötchenhälfte), dann die Brücke durchgeführt wird (der Belag) und dann noch einmal alle Punkte geklopft werden (die zweite Brötchenhälfte).

Nehmen wir zum Beispiel an, dass Sie im Moment unter starken Rückenschmerzen leiden.

Problem formulieren
Ich habe heute diese Rückenschmerzen.

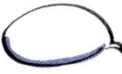

SUD-Wert
8,5

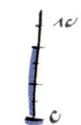

Set-up
Auch wenn ich heute diese schrecklichen Rückenschmerzen habe, liebe und
akzeptiere ich mich voll und ganz.

Klopfen

AB	diese Rückenschmerzen
SA	diese Rückenschmerzen
JB	diese Rückenschmerzen
UN	diese Rückenschmerzen
UL	diese Rückenschmerzen
SB	diese Rückenschmerzen
UA	diese Rückenschmerzen
DP	diese Rückenschmerzen
ZF	diese Rückenschmerzen
MF	diese Rückenschmerzen
KF	diese Rückenschmerzen

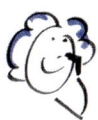

❶ Augenbrauenpunkt (AB)

❷ Seitlich des Auges (SA)

❸ Jochbein (JB)

❹ Unter der Nase (UN)

❺ Unter der Unterlippe (UL)

❻ Schlüsselbeinpunkt (SB)

❼ Unter dem Arm (UA)

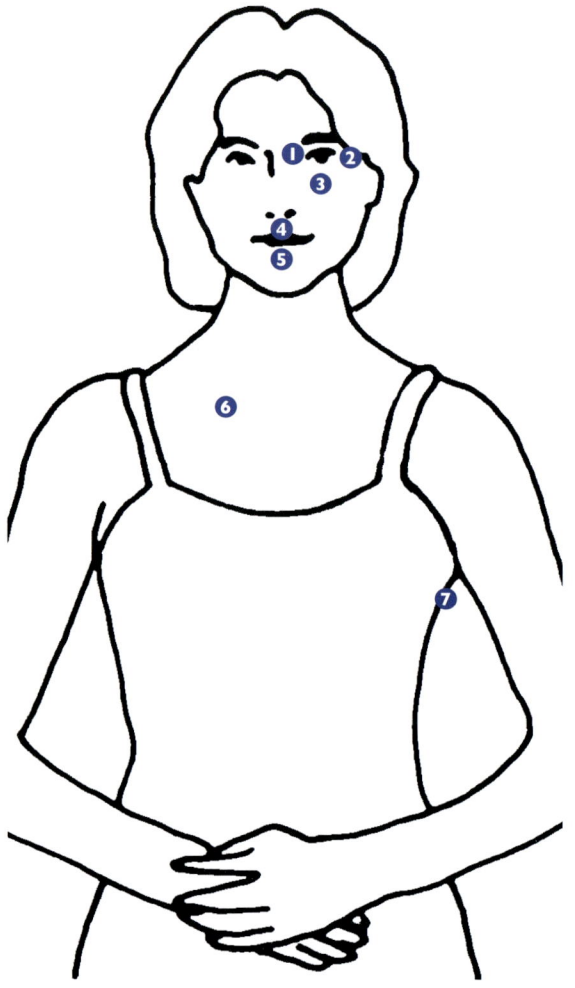

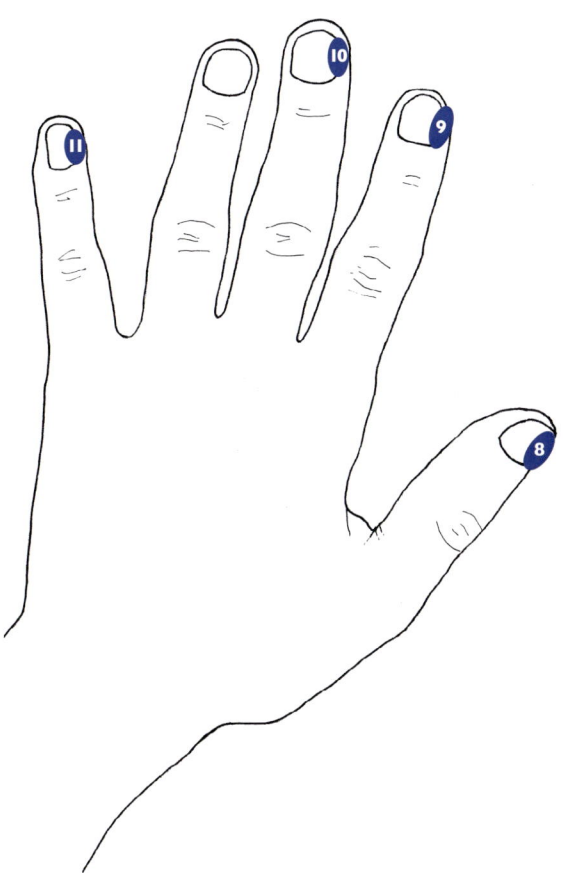

8 Daumenpunkt (DP)

9 Zeigefingerpunkt (ZF)

10 Mittelfingerpunkt (MF)

11 Kleinfingerpunkt (KF)

Serienpunkt (SP)

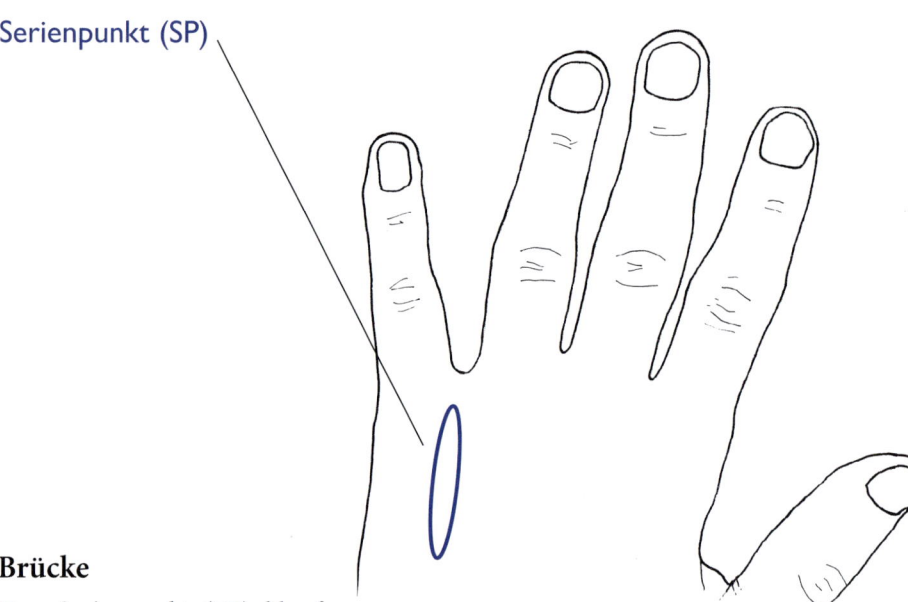

Brücke

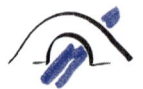

Den Serienpunkt (SP) klopfen, dabei gleichzeitig:

– Augen schließen

– Augen öffnen

– Augen blicken bei geradem Kopf nach links unten

– Augen blicken bei geradem Kopf nach rechts unten

– Augen kreisen bei geradem Kopf gegen den Uhreigersinn

– Augen kreisen bei geradem Kopf im Uhrzeigersinn

– Summen (z.B. die ersten Takte von „Happy Birthday")

– Zählen (1 bis 5)

– Summen (wieder einige Takte von „Happy Birthday")

Verstärkt wird die Wirkung, wenn Sie bei jedem Schritt der Brücke den Erinnerungssatz sagen, Sie also z.B. bei der Augenbewegung nach links unten „meine Rückenschmerzen" aussprechen. Sollte Ihnen das, vor allem am Anfang, zu viel sein, dann klopfen Sie einfach nur den Serienpunkt und führen die Brücke ohne den Erinnerungssatz durch.

Klopfen

Jetzt werden noch einmal alle Punkte mit dem Erinnerungssatz geklopft.

AB   diese Rückenschmerzen

SA   diese Rückenschmerzen

JB   diese Rückenschmerzen

UN   diese Rückenschmerzen

UL   diese Rückenschmerzen

SB   diese Rückenschmerzen

UA   diese Rückenschmerzen

DP   diese Rückenschmerzen

ZF   diese Rückenschmerzen

MF   diese Rückenschmerzen

KF   diese Rückenschmerzen

❶ Augenbrauenpunkt (AB)

❷ Seitlich des Auges (SA)

❸ Jochbein (JB)

❹ Unter der Nase (UN)

❺ Unter der Unterlippe (UL)

❻ Schlüsselbeinpunkt (SB)

❼ Unter dem Arm (UA)

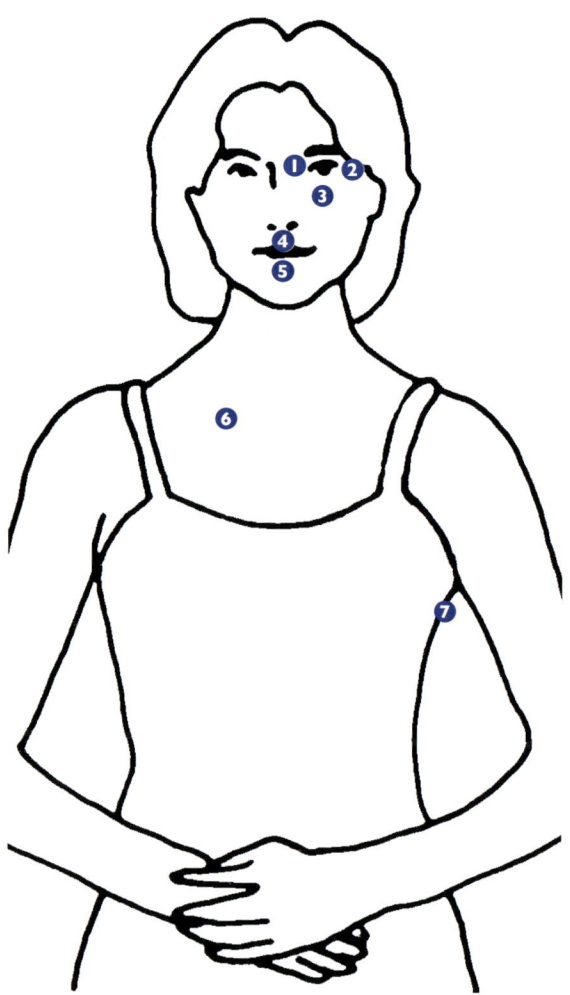

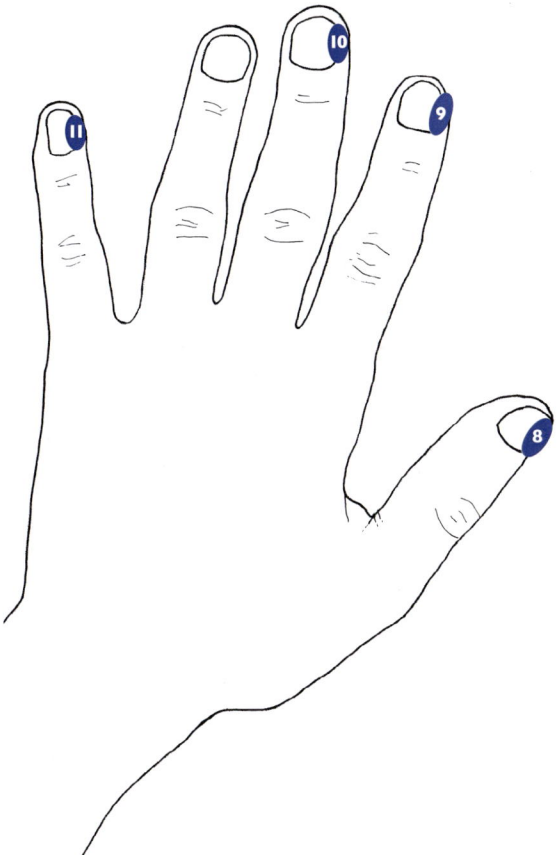

8 Daumenpunkt (DP)

9 Zeigefingerpunkt (ZF)

10 Mittelfingerpunkt (MF)

11 Kleinfingerpunkt (KF)

SUD-Wert

Überprüfen Sie jetzt den Erfolg anhand des SUD-Wertes: 5

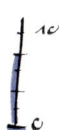

In den meisten Fällen ist bereits nach dieser ersten Klopfsequenz der SUD-Wert um zwei oder mehr Punkte gesunken. Jetzt haben Sie zwei Alternativen: Sie können entweder so lange mit dem Klopfen fortfahren, bis der Wert auf 0 oder 1 gesunken ist beziehungsweise einen Wert erreicht hat, der für Sie akzeptabel ist.

Oder Sie können folgende Varianten des Einstimmungssatzes verwenden, die sich sehr bewährt haben.

1. Klopfsequenz

Auch wenn ich diese Rückenschmerzen habe, liebe und akzeptiere ich mich voll und ganz.

diese Rückenschmerzen

diese Rückenschmerzen

usw.

2. Klopfsequenz

Auch wenn ich immer noch einen Rest dieser Rückenschmerzen habe, liebe und akzeptiere ich mich voll und ganz.

meine restlichen Rückenschmerzen

meine restlichen Rückenschmerzen

usw.

3. Klopfsequenz

Ich möchte dieses Problem vollständig überwinden.

vollständig überwinden

vollständig überwinden

usw.

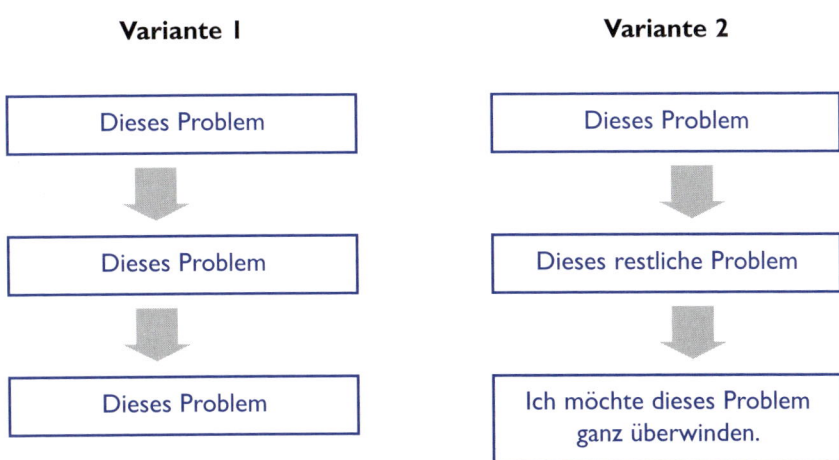

Probieren Sie das Klopfen jetzt am besten einmal aus. Besonders gut eignet sich dafür ein akutes körperliches Problem, zum Beispiel ein verspannter Nacken, Rückenschmerzen, Kopfdruck oder etwas Ähnliches. Formulieren Sie jetzt zuerst das Problem – „Ich habe diesen verspannten Nacken" – und fahren Sie dann mit der beschriebenen Anleitung fort.

Alternativ können Sie auch an Ihrer Atmung arbeiten. Atmen Sie dazu zuerst einige Male tief ein und aus. Beurteilen Sie nun, wie einfach, vollständig und angenehm Sie auf einer Skala von 1 bis 10 atmen können, wenn 10 die größte Menge an Luft ist, die Sie einatmen können. Sind Sie erkältet oder sehr angespannt, könnte das zum Beispiel eine 4 oder 5 sein – das bedeutet, dass Ihnen im Moment nur etwa die Hälfte des maximalen Atemvolumens zur Verfügung steht.

Klopfen Sie jetzt genau wie in der Anleitung beschrieben: Als Einstimmungssatz verwenden Sie „Meine eingeschränkte Atmung", als PU-Korrektur „Auch wenn ich diese eingeschränkte Atmung habe, liebe und akzeptiere ich mich voll und ganz" und als Erinnerungssatz „meine eingeschränkte Atmung".

Überprüfen Sie nach der ersten Klopfsequenz das Ergebnis, indem Sie wieder einige Mal tief ein- und ausatmen und dann den neuen Wert feststellen. Klopfen Sie in der zweiten Sequenz wie oben beschrieben mit „meine restliche eingeschränkte Atmung", in der dritten Sequenz mit „Ich möchte das Problem mit meiner eingeschränkten Atmung vollständig überwinden".

Sollte sich Ihr SUD-Wert nicht oder nur wenig verändert haben oder bei einem mittleren Wert stehen geblieben sein, dann ist die Wahrscheinlichkeit groß, dass sich hinter Ihren Beschwerden eine emotionale Ursache verbirgt. Gehen Sie dann zu Seite 75 (*EFT bei häufig vorkommenden Problemen*) und folgen Sie der dort beschriebenen Anleitung.

Zum Schluss dieses Kapitel folgen noch einige Tipps und Anmerkungen zum Ablauf und zu einigen Details der Technik.

Soll ich die Sätze leise oder laut sagen?

Grundsätzlich ist es gut, die Sätze laut zu sagen und nicht nur zu denken, da durch das Aussprechen zusätzliche Gehirnbereiche und Nervenverbindungen aktiviert werden. Sollten Sie allerdings in einem voll besetzten Zug sitzen und lieber keine Aufmerksamkeit erregen wollen, Sie aber über eine gute Konzentration verfügen, funktioniert EFT genauso gut, wenn Sie den Satz nur denken.

Muss ich genau die gleichen Wörter wie in der Anleitung sagen?

Nein. Sie können den Satz beliebig formulieren – solange Sie wissen, was damit gemeint ist. Die Begriffe müssen weder grammatisch richtig noch irgendwie schön oder elegant sein – Hauptsache, sie treffen den Kern der Sache. Am Anfang ist es allerdings gut, sich neben all den Punkten und Abläufen nicht auch noch auf individuelle Sätze konzentrieren zu müssen. Deshalb mein Tipp: Variieren Sie die Wörter und Satzstrukturen erst dann, wenn Sie den Ablauf sicher beherrschen.

Was soll ich tun, wenn sich das Problem während der Klopfsequenz verändert?

Es kann vorkommen, dass Sie während einer Klopfsequenz feststellen, dass Sie überhaupt nicht mehr wütend, sondern jetzt vielleicht eher traurig sind. Oder Ihre stechenden Kopfschmerzen über der Stirn sind nach hinten gewandert und fühlen sich jetzt dumpfer an. Irgendetwas scheint sich zu verändern und etwas Neues taucht auf.

Nun kommen wir zu einem wichtigen Thema von EFT: zu den so genannten
Aspekten. Darunter versteht man all diejenigen Teile, aus denen das Gedan-
kenfeld zu einem Thema sich zusammensetzt. Bei Höhenangst kann das zum
Beispiel „Schwindel" sein, „die Angst hinunterzufallen" oder „die Situation im
Kindergarten, als ein anderes Kind so getan hat, als wollte es mich von der
Mauer schubsen und ich solche Angst hatte". Und manche dieser Aspekte sind
für die Kurzschlüsse verantwortlich, also genau diejenigen, die uns bei
EFT interessieren. Das erklärt auch, warum es in Bezug auf die
Wirksamkeit gar nicht so wichtig ist, wie lange Sie ein Problem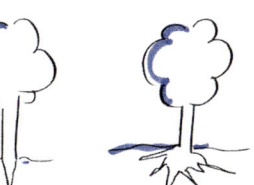
schon haben oder wie schwer wiegend es ist, sondern wie viele
Aspekte es hat.

Sie können sich diese Aspekte als Wurzeln eines Baumes oder als
Tischbeine vorstellen. Wenn ein Thema nur einen Aspekt hat – eine
„Pfahlwurzel" oder ein „Bistrotischbein" –, dann löst sich das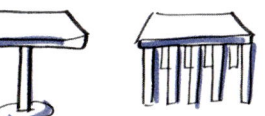
Thema nach der Arbeit an diesem Aspekt sehr schnell auf. Dage-
gen können manche Probleme, die auf den ersten Blick vielleicht
ganz harmlos und unkompliziert aussehen, sehr viele Aspekte haben. In solchen Fällen haben wir dann manchmal das Gefühl, dass
sich an unserem Problem überhaupt nichts ändert. Grund hierfür
ist, dass häufig erst eine „kritische Masse" an gelösten Aspekten erreicht sein
muss, bevor sich das gesamte Problem lösen kann. Wenn der Baum 20 Wurzeln hat, werden Sie nach dem Durchtrennen der ersten fünf noch keine Wirkung verspüren. Erst wenn Sie bereits 15 Wurzeln gelöst haben, beginnt er
spürbar zu wackeln. Häufig gibt es auch einen Schlüsselaspekt, sozusagen die
Hauptwurzel, die aber oft erst unter einer ganzen Reihe andere (gelöster)
Aspekte zum Vorschein kommt.

Viele Probleme scheinen unterschiedliche „Tiefen" zu haben, die Sie sich wie
die Schalen einer Zwiebel vorstellen können. Erst wenn Sie Schale um Schale
abgelöst haben, treffen Sie am Ende auf den grünen Keim, um den es eigentlich geht. So kann zum Beispiel unter dem Oberbegriff „meine Depressionen"
die erste Schicht oder der Aspekt „diese innere Leere" liegen, die zweite könnte
„ich habe aufgegeben" sein und das Kernthema ist vielleicht „wenn ich glücklicher bin als mein (depressiver) Vater, verrate ich ihn und sein Leiden".
Manchmal kann es einige Zeit dauern, bis Sie plötzlich auf einen dieser
„Meridianöffner" stoßen.

Die meisten Probleme können Sie aber, wie erwähnt, auch dann lösen, wenn
Sie einfach nur lange genug mit dem Oberbegriff „meine Depressionen"

arbeiten. Das Unterbewusstsein holt dann nach und nach, meist ohne dass Ihnen die einzelnen Aspekte bewusst werden müssen, alle relevanten Informationen an die Oberfläche und Sie lösen diese durch Klopfen auf.

Wie lange soll ich klopfen?

Normalerweise werden pro Thema oder Aspekt ein bis drei Sequenzen geklopft. Es kann aber auch sein, dass Sie einmal wesentlich länger klopfen müssen, bis der SUD-Wert sinkt. Meistens verringert er sich schrittweise, zum Beispiel von 8 auf 6, von 6 auf 3 und von 3 auf 0. Möglich ist jedoch auch, dass er innerhalb einer Klopfsequenz von 10 auf 0 sinkt. Sollte der SUD-Wert auch nach 10 bis 15 Runden nicht gesunken sein, können Sie entweder auf Seite 60 (Kapitel 4: *Was tun, wenn es einmal nicht hilft?*) nachschauen oder Sie klopfen einfach geduldig weiter, so lange, bis es hilft. Manchmal kann das ein bis zwei Tage dauern, manchmal aber auch mehrere Monate.

Wie häufig soll ich klopfen?

Bei akuten Beschwerden je nach Bedarf und bis zur Besserung, bei chronischen Beschwerden oder grundsätzlichen Problemen am besten mindestens einmal pro Tag.

Wie schnell wirkt EFT?

Im Allgemeinen bemerkt man die Verbesserung sofort. Der SUD-Wert ist ja nur eine Skala, die die körperlich und emotional spürbaren Verbesserungen des eigenen Zustandes widerspiegelt. Es kann allerdings manchmal vorkommen, dass die Wirkung erst eine Stunde später oder verzögert am nächsten Morgen auftritt. Bei Problemen wie „meine Schwierigkeiten mit meiner Kollegin XY" kann es sein, dass Sie bis zum nächsten Aufeinandertreffen warten müssen, um die Wirkung zu spüren.

Wenn es um die Arbeit an tief verwurzelten und oft versteckten Grundmustern und Persönlichkeitsstrukturen geht, müssen Sie meiner Erfahrung nach zum einen Geduld und zum anderen eine gewisse Objektivität sich selbst gegenüber mitbringen. Oder Sie nehmen die Hilfe eines erfahrenen Therapeuten in Anspruch.

Ist die Wirkung von Dauer?

Ist ein Problem einmal gelöst, dann ist es das auch für immer. Es kann allerdings manchmal sein, dass ein neuer, bisher noch nicht beachteter Aspekt des Themas aufkommt, den Sie ebenfalls bearbeiten müssen. Haben Sie sich zum Beispiel erfolgreich von Ihrer Angst vor Schlangen befreit und nun keine Probleme mehr mit den heimischen Arten, kann es sein, dass Sie beim nächsten Asien-Urlaub vielleicht auf eine anders gefärbte Art treffen und diesen Aspekt noch einmal klopfen müssen. Normalerweise ist dieses kurze Aufflackern des ursprünglichen Problems im Nachhinein aber wesentlich moderater und lässt sich mit einigen Klopfsequenzen beheben. Aber auch wenn ein schon gelöst geglaubtes Problem noch einmal stärker auftaucht, dann liegt das nicht daran, dass EFT nicht gewirkt hat, sondern dass (in diesem Fall viele) neue Aspekte aufgetreten sind, die noch gelöst werden müssen. Bleiben Sie dran – es lohnt sich in jedem Fall!

Wirkt EFT nur bei bestimmten Problemen oder kann ich es in allen Bereichen anwenden?

Grundsätzlich gilt: „Try it on everything". Es gibt allerdings tatsächlich Bereiche, in denen EFT schneller zu wirken scheint als in anderen (siehe Kapitel 5: *Körperliche Beschwerden*). Aber auch wenn es einmal etwas länger dauert, lohnen sich Geduld und Ausdauer.

Hat EFT irgendwelche Nebenwirkungen?

Nein. EFT-Einsteiger fühlen sich manchmal aber etwas schläfrig oder leicht benommen und müssen vermehrt gähnen. Wenn Sie zu stark oder sehr lange geklopft haben, kann es sein, dass die Meridianpunkte ein wenig schmerzen. Klopfen Sie dann etwas leichter und die nächsten ein bis zwei Tage auf der anderen Körperseite. Auch die aus der Homöopathie bekannte Erstverschlechterung tritt bei EFT nicht ein – entweder wird es sofort oder mit einer kleinen zeitlichen Verzögerung besser oder es verändert sich äußerlich gesehen im schlimmsten Fall (und seltensten, denn EFT hat eine Wirkungsquote von ca. 85 Prozent) nichts. Und selbst dann kommt es meiner Erfahrung nach zu kleinen, subtilen Veränderungen, die oft den Boden für die Heilung mit einer anderen Methode vorbereiten. Wie schon Silvia Hartmann in *Emotionale Freiheit* (VAK 2004) schreibt: „EFT wirkt immer".

4. Was tun, wenn es einmal nicht hilft?

In den meisten Fällen werden Sie schon während oder kurz nach dem Klopfen merken, dass es hilft: Sie sind ruhiger, haben weniger Angst vor dem anstehenden Termin, die drückenden Kopfschmerzen lassen nach oder Sie sind entspannter bei dem Gedanken an Ihren Vater. Oft fällt einem buchstäblich ein Stein vom Herzen und ein Gefühl inneren Friedens und der Leichtigkeit stellt sich ein.

Manchmal allerdings scheint es nicht zu wirken. Geben Sie dann auf keinen Fall auf – es gibt mehrere Wege, um zum Ziel zu gelangen. In etwa 85 Prozent der Fälle ermöglicht EFT eine Linderung oder sogar vollständige Lösung des Problems.

Insgesamt stehen bei der Arbeit mit EFT drei Möglichkeiten zur Verfügung: Der Stresswert sinkt auf 1 oder 0, der Stresswert sinkt anfänglich, stagniert dann aber bei einem mittleren Wert, oder der Stresswert sinkt gar nicht oder fast nicht.

Im ersten Fall ist alles in Ordnung und Sie können sich, wenn Sie möchten, einem neuen Problem zuwenden. Für die beiden anderen Fälle sind die in diesem Kapitel beschriebenen Hinweise und Tipps gedacht. Am besten gehen Sie einfach alle Punkte einmal durch und probieren Sie die angebotenen Lösungen aus. Sollte der Stresswert dann noch immer nicht sinken, finden Sie in Kapitel 5 besondere Vorgehensweisen für spezielle Probleme, vielleicht ist auch Ihr Thema dabei. Alternativ können Sie auch einen erfahrenen EFT-Therapeuten aufsuchen. Hierfür spricht, dass Probleme zum einen bei verschiedenen Menschen oft die gleiche oder zumindest eine ähnliche Ursache haben (bei Allergien zum Beispiel das Gefühl „Die Welt ist nicht sicher"), die eine Therapeut aufgrund ihrer oder seiner Erfahrung schneller herausfindet, zum zweiten wirkt das Klopfen durch eine andere Person oft noch stärker als das eigene Klopfen bei sich selbst.

Grundsätzlich scheint es Bereiche zu geben, in denen die Energy Psychology besonders schnell und effektiv hilft. Hierzu zählen vor allem Probleme, die einen emotionalen Hintergrund haben, z.B. Phobien, Angstzustände, Post-traumatisches Stresssyndrom, Stresszustände, Schuld, Scham, Eifersucht oder Liebeskummer. Aber auch bei milden bis mittleren reaktiven Depressionen, Lernstörungen, motorischen Störungen, suchtverbundenen oder Essstörungen haben sich diese Techniken sehr bewährt. Bei Krankheiten und Störungen, die eine starke biologische oder genetische Komponente haben, wie endogene Depressionen, Psychosen, Persönlichkeitsstörungen oder Demenz, sind im Allgemeinen andere, vor allem medikamentöse Therapieformen als Erstbehandlung sinnvoller. Die Energy Psychology kann aber auch hier den Betroffenen helfen, mit den Belastungen, die diese Krankheiten mit sich bringen, besser fertig zu werden. Und man macht immer wieder die Erfahrung, dass die Energy Psychology nicht nur die Folgen sondern auch die Krankheit selbst positiv beeinflussen kann.

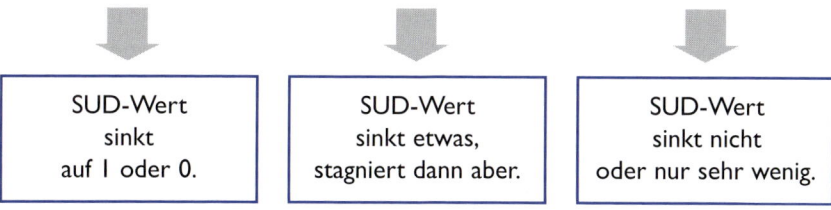

Wenn Sie ein Problem lösen möchten und es bereits mit EFT versucht haben, ohne dass sich jedoch der gewünschte Erfolg eingestellt hat, stehen verschiedene Alternativen zur Verfügung. Bevor Sie diese jedoch ausprobieren, ist es grundsätzlich gut, drei Dinge zu tun oder zu überprüfen:

– Warten Sie ein bisschen (am besten bis zum nächsten Morgen) und überprüfen Sie dann noch einmal den SUD-Wert. Hat er sich jetzt verändert?

– Überprüfen Sie, ob Sie an einem Problem arbeiten, dessen Lösung etwas Zeit braucht, um sich zu zeigen. Das könnte zum Beispiel bei der Behandlung von Hautveränderungen (wie Warzen) der Fall sein oder bei Themen, die sich erst beim nächsten Zusammentreffen mit dem Verursacher (wie Spinnen) testen lassen.

– Handelt es sich um ein sehr allgemeines Thema, das sehr viele Aspekte
  beinhaltet, zum Beispiel „Ich habe ständig Angst" oder „Ich kann nichts
  richtig machen"? Wenn ja, können Sie entweder diese allgemeine Aussage
  verwenden oder aber spezifischer werden (siehe Kapitel 5: *Persönliche
  Blockaden*).

Diese Hinweise gelten vor allem dann, wenn EFT sonst gut bei Ihnen funktioniert und nur bei *diesem* speziellen Thema nicht.

Sinkt der SUD-Wert trotz der beschriebenen Maßnahmen nicht, können die
folgenden Schritte und Elemente des EFT dabei helfen, die möglich Ursache
zu finden.

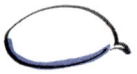 # 1. Problem formulieren

> ## Problem formulieren
>
> – Trifft die Aussage wirklich den Kern?
>
> – Ist die Aussage zu schwach oder unbestimmt
>   formuliert?
>
> – Verbirgt sich vielleicht etwas anderes hinter
>   dem Problem?

Trifft meine Aussage wirklich den Kern? Verbirgt sich vielleicht etwas ganz anderes hinter dem Problem?

Vielleicht haben Sie durch das Klopfen neue Erkenntnisse gewonnen und stellen fest, dass Ihre ursprüngliche Aussage nicht mehr genau darauf zutrifft, was
Sie empfinden. Oft ist es notwendig, spezifischer zu werden. Statt einer allgemein formulierten Aussage wie „Ich habe diese schrecklichen Kopfschmerzen"
könnte es besser sein zu sagen „Ich habe dieses dumpfe Pochen hinter dem
rechten Auge und diesen Schmerz, der zur Schläfe zieht". Oder Sie überlegen,
was sich wirklich hinter Ihrer ursprünglichen Aussage verbirgt. Wir sind so

daran gewöhnt, uns selbst und anderen gegenüber die Wahrheit zurechtzubiegen, damit wir in das Schema „jung, dynamisch, erfolgreich" passen, dass wir uns die eigene Angst und Scham oft nur schwer eingestehen können. Vielleicht stimmt die Aussage „Ich bin wütend auf meinen Chef" gar nicht, sondern es trifft den Kern viel besser, wenn Sie sagen: „Ich fühle mich meinem Chef gegenüber so unterlegen und hilflos".

Ist die Aussage zu schwach oder unbestimmt formuliert?

Gerade Menschen, die einen spirituellen Weg gehen, tun sich manchmal schwer damit, sich selbst negative Gefühle wie Wut oder Hass einzugestehen. Zum einen befürchten wir häufig, dass das, was wir aussprechen, dann auch geschieht (so genannte „self-fulfilling-prophecies"), zum anderen möchten wir uns anderen gegenüber liebevoll und freundlich verhalten.

Tatsache ist jedoch: Wir sprechen nur etwas aus, was ein (meist nur sehr kleiner) Teil von uns sowieso fühlt und glaubt – ob wir es nun wahrhaben wollen oder nicht – und befreien uns so von einem ungeheuren Druck. Außerdem bleibt die Aussage ja nicht im Raum stehen, sondern wir arbeiten daran. Negative Gefühle einfach nicht zur Kenntnis zu nehmen, schafft keine wirkliche Herzlichkeit und Wärme. Seien Sie also so ungerecht, pingelig und unerleuchtet, wie es eben sein muss!

Wie bereits erwähnt, geht es bei EFT nicht um positive Affirmationen, sondern um die befreiende Kraft der inneren Wahrheit, indem wir das anerkennen, was wir gerade fühlen.

Sollte es aber doch einmal vorkommen, dass das Ganze zu sehr ins Negative abdriftet – etwas, das nach meiner Erfahrung interessanterweise entweder bei Anfängern oder sehr erfahrenen Praktizierenden vorkommen kann –, können Sie EFT auch ohne Erinnerungssätze anwenden (also nur kurz auf das Thema einstimmen und dann klopfen), oder die in Kapitel 6 beschriebene *Choices*-Methode (siehe S. 133) von Patricia Carrington verwenden.

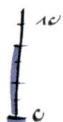

2. SUD-Wert

SUD-Wert
– Bewerten Sie noch immer den gleichen Aspekt? – Spüren Sie einen Widerwillen gegen die Bewertung?

Bewerte ich noch immer den gleichen Aspekt?

Sind Sie gedanklich noch immer bei dem gleichen Gefühl, dem gleichen Bild, der gleichen Situation wie am Anfang? Oder ist die Wut beim Klopfen verschwunden und Sie arbeiten jetzt unbewusst an den Themen Verbitterung oder Scham? Manchmal gehen Gefühle relativ unerkannt ineinander über und lassen sich nur schwer unterscheiden. In solchen Fällen hilft es immer gut, die allgemeine Aussage „dieses Gefühl" zu verwenden (statt „meine Wut", „meine Traurigkeit" usw.). Wenn Sie sich nicht sicher sind, ob Sie tatsächlich noch an der Wut arbeiten, rufen Sie sich noch einmal so klar wie möglich Ihr ursprüngliches Gefühl in Erinnerung und bewerten Sie es dann auf der SUD-Skala.

Spüre ich einen Widerwillen gegen die Bewertung?

Manche Menschen spüren einen Widerwillen dabei, Gefühle anhand einer Zahlenskala zu bewerten. Auch wenn ich das selbst gut nachvollziehen kann, möchte ich Ihnen trotzdem empfehlen, sich dazu durchzuringen. Das zügelt die Neigung, gedanklich von Thema zu Thema zu springen und zeigt auch, ob ein Problem wirklich schon *ganz* gelöst ist und nicht nur so, dass Sie gut damit leben könnten. Sie müssen die SUD-Skala nicht anwenden, ich rate Ihnen aber, zumindest am Anfang, dazu.

3. Set-up

Set-up

- Wunder Punkt statt Handkantenpunkt
- Struktur des Set-up verändern
- Liegt eine verstärkte Psychologische Umkehr vor?
- Ist eine erweiterte PU-Korrektur nötig?

Sollte ich alternativ den Handkantenpunkt oder den Wunden Punkt verwenden?

Besonders dann, wenn Sie immer nur einen der beiden Punkte verwendet haben, lohnt es sich, auch einmal den anderen zu klopfen oder zu reiben – vor allem in Situationen, in denen Sie nicht weiterkommen. Zahlreiche Erfahrungsberichte belegen, dass genau dieser Schritt der Schlüssel zur Lösung des ganzen Problems sein kann.

Sollte ich die Struktur des Set-up verändern?

Statt der hier verwendeten Struktur AB („Auch wenn ich dieses Problem habe" = A, „liebe und akzeptiere ich mich voll und ganz" = B) ist es manchmal sinnvoll, alternativ mit der umgekehrten Struktur BA zu arbeiten („Ich liebe und akzeptiere ich mich voll und ganz" = B, „auch wenn ich ... habe" = A).

Dabei können Sie sowohl Satzteil A als auch Teil B verändern und Ihrem Empfinden anpassen. Alternativen, die sich in der Praxis sehr gut bewährt haben, sind zum Beispiel:

A

Obwohl ich dieses Problem habe, ...

Auch wenn ich nicht glaube, dass EFT mir helfen kann, ...

Auch wenn ich mir nicht verzeihen kann, dass ich dieses Problem habe, ...

Auch wenn ich nicht akzeptieren kann, dass ich dieses Problem habe, ...

Besonders die beiden letzteren Formulierungen ermöglichen oft den Durchbruch – vor allem dann, wenn Klienten sich sehr schuldig wegen eines Problems fühlen und deshalb Schwierigkeiten mit der Aussage „ich liebe und akzeptiere ich mich voll und ganz" haben. Auch wenn Sie nicht oder nur sehr halbherzig an das glauben, was Sie sagen, wirkt EFT und korrigiert die Psychologische Umkehr; manchmal aber ermöglicht dieses Eingeständnis ein noch schnelleres Arbeiten.

Bewährte Alternativen und Ergänzungen zum zweiten Teil sind zum Beispiel:

B

... ist es in Ordnung.

... bin ich in Ordnung.

... vergebe ich mir alles, was ich vielleicht dazu beigetragen habe.

... vergebe ich XY / allen anderen, was auch immer sie dazu beigetragen haben.

... vergebe ich mir und allen anderen, was auch immer wir dazu beigetragen haben.

Kombinieren Sie beide Satzteile so, wie es auf Sie und Ihr spezielles Problem am ehesten zutrifft. Bei diesem zweiten Teil hilft es oft, dem Ganzen etwas mehr Nachdruck zu verleihen (oder ein wenig zu übertreiben), egal ob Sie wirklich so sehr davon überzeugt sind oder vielleicht auch nicht.

Die hier beschriebene EFT-basierte Klopfakupressur orientiert sich weder am „Official EFT" / „Optimal EFT" von Gary Craig, noch gibt sie dessen Inhalte wieder, sondern meine persönliche Sicht und Erfahrungen sowie das Verständnis von und mit der Arbeit mit der Klopfakupressur.

Bei der Arbeit mit Kindern und Tieren sollte dieser Teil entsprechend abgewandelt werden. Welche Formulierungen sich dafür besonders gut eignen, wird in Kapitel 6 (siehe S. 130, *EFT mit Kindern* und S. 131, *EFT mit Tieren*) noch ausführlich besprochen.

Liegt eine verstärkte Psychologische Umkehr bei diesem Thema vor? Ist eine erweiterte PU-Korrektur notwendig?

Manchmal reicht das Wechseln des Punktes oder eine veränderte Struktur des Set-ups nicht aus, um eine PU zu korrigieren. Meiner Erfahrung nach ist in etwa 10 Prozent der Fälle eine erweiterte Korrektur notwendig. „Erweitert" heißt, dass wir den Teil in uns, der etwas gegen eine Veränderung oder Lösung des Problems einzuwenden hat, genauer anhören müssen. Bisher haben wir nur gesagt, *dass* wir dieses Problem haben und es trotzdem in Ordnung ist, uns aber nicht mit dem „Warum" oder den genauen Einwänden dieses anderen Teils in uns beschäftigt. Manchmal aber blockiert genau dies unser System, weil die Einwände für uns etwas tun oder uns auf etwas hinweisen möchten.

Ist zum Beispiel ein Teil von Ihnen der Überzeugung, dass Sie, wenn Sie die Angst vor anderen Menschen verlieren und dadurch wieder mehr Kontakte haben, die gleichen schlechten Erfahrungen machen würden, wie dies in Ihrer Kindheit der Fall war, so wird dieser Teil verständlicherweise die Lösung des Problems „Angst vor anderen Menschen" blockieren und versuchen, Sie vor zu viel Kontakt zu schützen. Hören Sie aber genauer zu und nehmen diese Befürchtungen ernst, kann dieser Teil reifen und erkennen, dass Ihnen jetzt viel mehr Möglichkeiten und Ressourcen zur Verfügung stehen als in Ihrer Kindheit. Sie können nun selbst entscheiden, ob Sie Kontakt mit jemandem aufnehmen möchten und mögliche schlechte Erfahrungen, die ein ganz natürlicher Teil des Kontaktes mit anderen sind, bringen Sie nicht so schnell aus dem Gleichgewicht.

Ein anderer Grund, warum wir uns zuweilen dagegen sträuben, ein Problem loszulassen, ist der so genannte Sekundärnutzen. Während wir im eben beschriebenen Fall Angst vor etwas haben, geht es hierbei um den Nutzen, den uns ein Problem verschafft. So sind Kopfschmerzen zwar sehr unangenehm, sie können aber auch dafür sorgen, dass wir einen „guten Grund" haben, nicht zu dem Geburtstag gehen, zu dem wir überhaupt keine Lust haben, oder dass wir uns einmal einen halben Tag „guten Gewissens" ausruhen können.

Dem Sekundärnutzen auf die Spur kommt man mit den folgenden Fragen:

– Was muss ich dann nicht tun?

– Was kann ich dann tun?

– Was ermöglicht es mir?

– Was bekomme ich dadurch?

– Was vermeide ich dadurch?

Und eine gute Möglichkeit, dem Sekundärnutzen auf die Schliche zu kommen, ist auch diese Frage:

– Wenn Sie es (ein Leben ohne Kopfschmerzen, ein Leben mit ganz vielen Freunden, ein Leben ohne Spinnenphobie, ein Leben mit beruflichem Erfolg) auf der Stelle bekommen könnten, es dann aber auch Ihr Leben lang behalten müssten, würden Sie es annehmen?

Wenn nein, warum nicht? Weil wir nur durch Leiden lernen? Oder weil es vermessen wäre, glücklich zu sein? Weil das Geld Sie dann korrumpieren würde?

Wir lernen nicht, weil wir leiden, sondern weil wir Erfahrungen machen, und Leid ist in den allermeisten Fällen nur quälend und unnötig. Es ist Ihr Recht, glücklich zu sein, und mit Geld zum Beispiel kann man sehr viel Gutes tun – oft mehr als ohne.

Könnte bei Ihrem Problem solch eine innere Stimme beteiligt sein? Wenn Sie sich vorstellen, dass eine dieser Stimmen oder Widerstände die „Sicherung herausgedreht" hat und so verhindert, dass EFT wirkt, können die im Folgenden aufgeführten Set-up-Sätze dabei helfen, dieses Problem zu lösen. Die meisten dieser Sätze wurden von Roger Callahan entdeckt und von den Psychologen Lambrou und Pratt weiterentwickelt. Viele Menschen, auch ich, empfinden die erweiterten Set-up-Sätze als sehr hilfreich, weil sie mehr Klarheit über die inneren Beweggründe für Reaktionen und Verhaltensweisen und so auch mehr Verständnis für einen selbst schaffen.

Erweiterte Set-up-Sätze

Auch wenn ich XY nicht loslassen / überwinden will oder kann, liebe und akzeptiere ich mich voll und ganz.

Auch wenn ich XY künftig weiter haben werde, liebe und akzeptiere ich mich voll und ganz.

Auch wenn ich es nicht verdient habe, XY zu überwinden, liebe und akzeptiere ich mich voll und ganz.

Auch wenn es mir nicht möglich ist, XY zu überwinden, liebe und akzeptiere ich mich voll und ganz.

Auch wenn es nicht gut für mich ist, XY zu überwinden, liebe und akzeptiere ich mich voll und ganz.

Auch wenn es nicht gut für andere ist, wenn ich XY überwinde, liebe und akzeptiere ich mich voll und ganz.

Auch wenn es nicht sicher für mich ist, XY zu überwinden, liebe und akzeptiere ich mich voll und ganz.

Auch wenn ich einen wichtigen Teil meiner Identität / Persönlichkeit verlieren werde, wenn ich XY überwinde, liebe und akzeptiere ich mich voll und ganz.

Auch wenn mir etwas Wichtiges fehlen wird, wenn ich XY überwinde, liebe und akzeptiere ich mich voll und ganz.

Auch wenn XY zu schwer wiegend ist, um es zu überwinden, liebe und akzeptiere ich mich voll und ganz.

Auch wenn ich nicht glaube, dass EFT funktioniert, liebe und akzeptiere ich mich voll und ganz.

Auch wenn ich nicht will, dass EFT funktioniert, liebe und akzeptiere ich mich voll und ganz.

Sehr aufschlussreich sind auch die folgenden Ergänzungssätze:

Auch wenn ich XY nicht loslassen darf, weil (...), liebe und akzeptiere ich mich voll und ganz.

(ich so schlechte Erfahrungen gemacht habe)

(ich dann XY verrate)

(ich mich dann nicht mehr hinter XY verstecken kann)

(mir dann XY fehlt)

(positives XY nicht zu mir passt)

Auch wenn ich XY nicht loslassen darf, weil dann (...) passiert, liebe und akzeptiere ich mich voll und ganz.

Wenn Sie sich unsicher sind oder Ihnen diese Sätze einfach nicht behagen, dann sprechen Sie beim Set-up einfach das aus, was ist. Eine Zustandsbeschreibung ohne Zwang, die Lösung dafür parat haben zu müssen, ist bei EFT immer richtig. Das könnte zum Beispiel sein:

Auch wenn ich nicht weiß, warum der SUD-Wert bei diesem Problem nicht sinken will, ...

Auch wenn ich nicht weiß, warum ich an diesem Problem weiter festhalte und ganz traurig darüber bin, ...

Auch wenn ich wütend auf mich bin, weil ich dieses Problem nicht loslassen kann oder will, ...

Auch wenn ich dieses Problem bestimmt mein ganzen Leben lang haben werde und ich das ganz schrecklich finde, ...

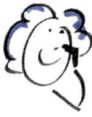

4. Klopfroutine

> ## Klopfroutine
>
> — Haben Sie zu schnell geklopft?
>
> — Haben Sie Punkte oft ausgelassen?
>
> — Haben Sie nur die Basissequenz (Kurzform) verwendet?
>
> — Haben Sie den Aspekt gewechselt?

Haben Sie zu schnell geklopft?

Vor allem dann, wenn Sie schon etwas routinierter sind, kann es passieren, dass Sie die einzelnen Punkte relativ schnell und nur flüchtig klopfen. Achten Sie dann bei der nächsten Klopfsequenz bewusst darauf, die Punkte betont langsam und sorgfältig zu klopfen. Silvia Hartmann (*Emotionale Freiheit*, VAK 2004) schlägt sogar vor, einzelne oder auch alle Punkte so lange zu klopfen, bis Sie das Gefühl haben, dass dieser Punkt jetzt „sauber" ist, bevor Sie zum nächsten übergehen. Das wirkt manchmal wahre Wunder!

Haben Sie manche Punkte oft ausgelassen?

Manchmal sehe ich bei Klienten, dass sie in einer Sitzung bestimmte Punkte regelmäßig „vergessen" und überspringen. Frage ich dann gezielt nach, stellt sich oft heraus, dass diese Punkte schmerzempfindlicher und in gewisser Weise „wund" sind und meist viel mit dem jeweiligen Thema zu tun haben. Achten Sie immer darauf, ob Sie wirklich alle Punkte klopfen, und wenn nicht, klopfen Sie die vorher ausgelassenen nur vorsichtig, aber bewusst.

Haben Sie nur die Basissequenz „Augenbraue – Unter dem Arm" verwendet?

In vielen Fällen ist diese Kurzversion der Klopfsequenz ausreichend. Sollten Sie aber einmal nicht mehr weiterkommen oder hat das Thema mit Scham (Zeigefinger/Dickdarmmeridian) oder Verzeihen (kleiner Finger/Herzmeridian) zu tun, klopfen Sie auf alle Fälle auch die Fingerpunkte mit.

Haben Sie beim Klopfen den Aspekt gewechselt?

Obwohl wir diesen Punkt beim Thema Set-up bereits behandelt haben, soll er hier noch einmal kurz aufgegriffen werden. Es ist erstaunlich, dass sich manchmal während des Klopfens und ohne, dass man es bemerkt, der Erinnerungssatz verändert. Oder aber er ändert sich nicht, wir merken jedoch, dass er nicht mehr so richtig passt. Das sind immer Zeichen dafür, dass Sie den Aspekt gewechselt haben. Kehren Sie dann wieder zum ursprünglichen Aspekt zurück und überprüfen Sie den SUD-Wert. Liegt er bei 0 oder 1, wechseln Sie zum neuen Aspekt. Ist er höher als 2, klopfen Sie so lange weiter, bis er auf 0 oder 1 gesunken ist, und gehen dann zum neuen Aspekt über.

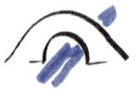

5. Brücke

Brücke
– Haben Sie sie nicht häufig genug durchgeführt?
– Klopfsequenz zum Thema „übersprungene" Augenstellung

Haben Sie die Brücke nicht oft genug durchgeführt?

Diese Frage stellt sich am Anfang sicher nicht so oft, da die Brücke ja fester Bestandteil der Basissequenz ist. Wenn Sie aber bereits etwas erfahrener sind, werden Sie wahrscheinlich festgestellt haben, dass die Brücke nicht immer notwendig ist. Ich führe sie beispielsweise nur bei etwa 20 Prozent aller Klopf-durchgänge (bei der Selbsthilfe) durch, weil es zum einen oft einfach nicht nö-tig ist, zum anderen, weil ich sie etwas anstrengend für die Augen finde. Wenn ich aber bei manchen Themen oder Aspekten nicht weiterkomme und dann die Brücke einsetze, merke ich, wie die Kanäle (Meridiane) sich regelrecht öff-nen und spätestens nach dem Summen ist der Stress wie „weggespült".

Sollten Sie feststellen, dass Sie besonders beim Augenkreisen immer eine bestimmte Stelle überspringen, hilft es oft, mit den Augen in dieser Stellung zu verharren und dem Problem eine Klopfsequenz zu widmen („Auch wenn mir diese Augenstellung so schwer fällt/mir so unangenehm ist, liebe ...").

Der wichtigste Tipp aber, wenn es nicht so recht vorangehen will, ist immer noch: Haben Sie Geduld und Ausdauer – oder suchen Sie Unterstützung! So lassen sich die meisten Hindernisse überwinden.

Die folgende Übersicht zeigt nochmals die verschiedenen Gründe auf, die verantwortlich dafür sein können, wenn es einmal nicht hilft.

Problem formulieren

– Trifft die Aussage wirklich den Kern?

– Ist die Aussage zu schwach oder unbestimmt formuliert?

– Verbirgt sich vielleicht etwas anderes hinter dem Problem?

SUD-Wert

– Bewerten Sie noch immer den gleichen Aspekt?

– Spüren Sie einen Widerwillen gegen die Bewertung?

Set-up

- Wunder Punkt statt Handkantenpunkt
- Struktur des Set-up verändern
- Liegt eine verstärkte Psychologische Umkehr vor?
- Ist eine erweiterte PU-Korrektur nötig?

Klopfroutine

- Haben Sie zu schnell geklopft?
- Haben Sie Punkte oft ausgelassen?
- Haben Sie nur die Basissequenz (Kurzform) verwendet?
- Haben Sie den Aspekt gewechselt?

Brücke

- Haben Sie sie nicht häufig genug durchgeführt?
- Klopfsequenz zum Thema „übersprungene" Augenstellung

5. EFT bei häufig vorkommenden Problemen

In diesem Kapitel finden Sie die in der Praxis und in meinen Kursen am häufigsten vorkommenden Probleme oder Themen. Nach einer kurzen Einführung in das jeweilige Thema werden der Ablauf erklärt und häufig gestellte Fragen beantwortet. Den Abschluss bilden Fallgeschichten aus der Praxis, die mögliche Lösungswege mit EFT beschreiben.

Körperliche Beschwerden

Bei allen körperlichen Beschwerden – egal ob es sich um Schmerzen, Bewegungseinschränkungen oder Fehlfunktionen jedweder Art handelt – hat sich folgende dreistufige Vorgehensweise in der Praxis sehr bewährt. Wir gehen dabei immer vom Allgemeinen zum Speziellen und vom Einfachen zum Komplexen. Erst wenn Schritt 1 nicht oder nicht ganz zum gewünschten Ergebnis führt, gehen wir zu Schritt 2 und 3 über.

Schritt 1

Die einfachste Lösung hat bei EFT meiner Erfahrung nach immer Priorität. Das bedeutet, dass Sie Ihre Beschwerden einfach benennen und mehrere Sequenzen klopfen. Sie können das entweder in folgender Form tun:

Auch wenn ich diese Schmerzen im rechten Fuß habe, ...

Auch wenn ich noch einen Rest Schmerzen im rechten Fuß habe, ...

Ich möchte das Problem vollständig überwinden.

Oder Sie benutzen die folgende vereinfachte Aussage:

Auch wenn ich diese Schmerzen im rechten Fuß habe, ...

Auch wenn ich diese Schmerzen im rechten Fuß habe, ...

Auch wenn ich diese Schmerzen im rechten Fuß habe, ...

Häufig sinkt der SUD-Wert nach einigen Sequenzen bereits auf 0 oder 1. Erst wenn er auf einem bestimmten Niveau stagniert oder insgesamt nur sehr wenig oder überhaupt nicht sinkt, gehen Sie zu Schritt 2 über.

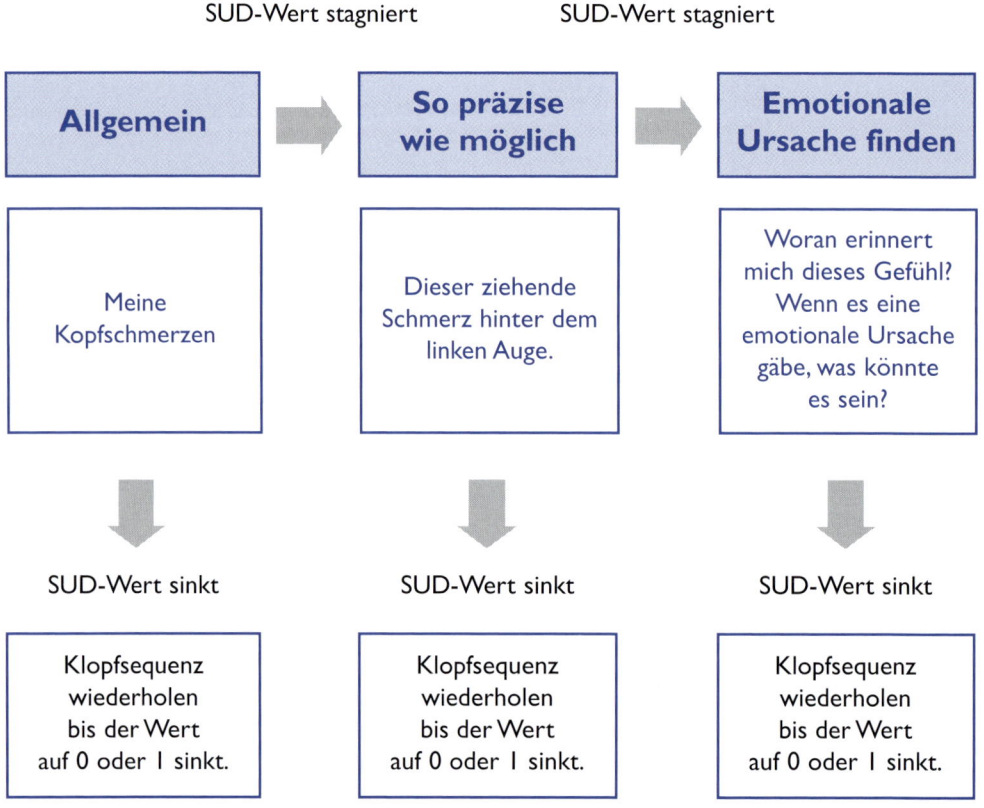

Schritt 2

Versuchen Sie jetzt Ihre Beschwerden so präzise wie möglich zu beschreiben. Das könnte in unserem Beispiel statt der allgemeinen Aussage „Auch wenn ich diese Schmerzen im rechten Fuß habe, ...", der folgenden Satz sein: „Auch wenn ich diesen dumpfen, pochenden Schmerz im rechten Mittelfuß habe, ...". Auch hier können Sie wieder mit den beiden vorgestellten Varianten arbeiten.

Auch wenn ich diesen dumpfen, pochenden Schmerz im rechten Mittelfuß habe, ...

Auch wenn ich noch einen Rest dieses dumpfen, pochenden Schmerzes im rechten Mittelfuß habe, ...

Ich möchte das Problem vollständig überwinden.

oder

Auch wenn ich diesen dumpfen, pochenden Schmerz im rechten Mittelfuß habe, ...

Auch wenn ich diesen dumpfen, pochenden Schmerz im rechten Mittelfuß habe, ...

Auch wenn ich diesen dumpfen, pochenden Schmerz im rechten Mittelfuß habe, ...

Sollte das Problem aus mehreren Aspekten bestehen, zum Beispiel aus einem dumpfen Schmerz im Mittelfuß und einem von dort ausstrahlenden Schmerz in die große Zehe, dann bearbeiten Sie jeden dieser Aspekte einzeln, und zwar so lange, bis der Wert auf 0 oder 1 sinkt.

Sollte auch diese Vorgehensweise Ihre Beschwerden nicht signifikant verringern, dann verbirgt sich noch mehr hinter Ihren körperlichen Problemen. Die meisten Krankheiten haben, selbst wenn sie in erster Linie vielleicht nicht eine emotionale Ursache aufweisen, doch zumindest eine emotionale „Beiladung", die wir ansprechen müssen, damit sie heilen können. Diese emotionale Ursache hinter körperlichen Problemen zu finden, ermöglicht Schritt 3.

Schritt 3

Sie können auch hier wieder mit dem einfachen Satz arbeiten:

Auch wenn ich diese Schmerzen im rechten Fuß habe und alles, was sich dahinter verbirgt, ...

Bei allgemeinen Aussagen kommt es allerdings häufiger vor, dass es etwas länger dauert, bis das Unterbewusstsein alle relevanten Hintergründe und emotionalen Aspekte selbstständig aufdeckt und bearbeiten kann. Etwas schneller geht es meist voran, wenn Sie sich selbst auf die Suche nach dem emotionalen Kern des Ganzen machen. Dabei stehen grundsätzlich drei Möglichkeiten zur Verfügung, wie im Diagramm auf der gegenüberliegenden Seite dargestellt.

Hilfreiche Fragen, die oft zum emotionalen Kern eines körperlichen Problems hinführen, sind die folgenden:

– Woran erinnert mich dieses körperliche Gefühl – dieser bohrende Schmerz, dieses Brennen, dieser Druck?

– Wer oder was sitzt mir im Bauch, Nacken, Rücken, Kopf usw.?

Manchmal hilft es auch, die Entstehungszeit des Problems – also zum Beispiel das erste Auftreten Ihrer Kopfschmerzen oder Rückenprobleme – anzusprechen. Sie müssen dabei weder wissen, wann genau die Beschwerden aufgetreten sind, noch was genau zu dieser Zeit in Ihrem Leben passiert ist. Vielleicht erinnern Sie sich während des Klopfens wieder daran, vielleicht aber auch nicht. Ihr Unterbewusstsein weiß es in jedem Fall:

Auch wenn ich nicht weiß, was vor vier Jahren war, ...

Auch wenn ich nicht genau weiß, wann meine Beschwerden zum ersten Mal aufgetreten sind, ...

Der Erinnerungssatz wäre in beiden Fällen der folgende:

Diese Zeit vor vier Jahren.

Die Zeit, in der meine Beschwerden zum ersten Mal aufgetreten sind.

Ich weiß,
was sich dahinter
verbirgt ...

Ich bin mir
nicht sicher,
habe aber eine
Vermutung ...

Ich habe nicht
die geringste
Ahnung ...

Eine Emotion
regt sich.

Sie haben
noch immer
keine Ahnung.

Auch wenn ich
solche Angst habe,
nach vorne
zu gehen ...

Auch wenn ich
solche Angst habe,
nach vorne
zu gehen ...

Auch wenn ich
solche Angst habe,
nach vorne
zu gehen ...

Auch wenn ich
nicht weiß,
was sich hinter
XY verbirgt ...

Klopfsequenz
wiederholen
bis der Wert
auf 0 oder 1 sinkt.

Klopfsequenz
wiederholen
bis der Wert
auf 0 oder 1 sinkt.

Klopfsequenz
wiederholen
bis der Wert
auf 0 oder 1 sinkt.

Sekundärnutzen / Verstärkte Psychologische Umkehr

Manchmal spüren wir einen regelrechten Widerwillen dagegen, unsere körperlichen Probleme aufzugeben oder loszulassen. Dann ist es sehr hilfreich,
nach dem – vielleicht versteckten – „Nutzen" dieses Problems zu fragen. Wie
gesagt: Oft versucht ein Teil von uns, ein Problem aufrechtzuerhalten oder
lässt es entstehen, um uns etwas „Gutes" zu tun. Manchmal kann es notwendig sein, diesen Grund zu erkennen, um etwas wirklich loslassen zu können.
Fragen Sie sich dann:

– Was muss ich mit/wegen XY nicht (mehr) machen?

– Was darf ich wegen XY machen?

– Was würde passieren, wenn XY verschwunden wäre? Wäre ich wirklich
  glücklich darüber?

Wenn Sie das Gefühl haben, dass ein Sekundärnutzen dafür sorgt, dass Ihre
Kopfschmerzen nicht besser werden, dann führen Sie die erweiterte PU-Korrektur aus Kapitel 4 durch. Achten Sie hier vor allem auf die Aussagen, die mit
„weil dann ..." enden.

Ist Ihnen das zu kompliziert, können Sie die folgende einfachere, sehr wirkungsvolle Version anwenden:

Auch wenn ich XY nicht loslassen will oder kann, ...

Ebenfalls immer eine gute Idee ist, die folgenden beiden Sätze zu verwenden.
(Aus eigener Erfahrung weiß ich, dass dies bei körperlichen Beschwerden helfen kann.)

Auch wenn ich nicht glaube, dass EFT wirkt, ...

Auch wenn ich nicht glaube, dass EFT mir bei diesem Problem hilft, ...

Im Folgenden finden Sie eine Auswahl häufig gestellter Fragen und ihre Ant-
worten.

Ich habe festgestellt, dass der Schmerz während der Klopfsequenz manchmal wandert. Ist das normal?

Manchmal tritt bei der Arbeit an körperlichen Problemen ein Phänomen auf, das Gary Craig „chasing the pain" nennt: „den Schmerz verfolgen". Es gibt Beschwerden, die – ähnlich einer Zwiebel – mehrere Schichten haben. Entfernt oder löst man eine Schicht, kommt die darunterliegende zum Vorschein. Deshalb kann es vorkommen, dass das dumpfe Pochen hinter den Augen zwar durch das Klopfen verschwindet, Sie nun aber einen ziehenden Schmerz im Nacken wahrnehmen. Ist auch dieser gelöst, spüren Sie vielleicht ein Brennen im Hinterkopf usw. Verfolgen Sie Ihren Schmerz beziehungsweise Ihre körperlichen Empfindungen so lange, bis alle gelöst sind. Normalerweise lässt die Intensität der Schmerzen schrittweise nach, und selten sind mehr als drei oder vier Stationen nötig, damit sich der gesamte Schmerz auflöst.

Kann es vorkommen, dass meine Probleme kurzfristig schlechter werden?

Das ist sehr selten, da es bei EFT keine Erstverschlechterung gibt, es kann aber in Ausnahmefällen vorkommen. Grund hierfür ist, dass durch das „Öffnen" der Meridiane bislang unterversorgte Körperteile wieder mit Energie versorgt werden. Wie bei eingeschlafenen Füßen, die langsam wieder aufwachen, kann das kurzzeitig etwas unangenehm sein, hält aber erfahrungsgemäß nicht lange an. Klopfen Sie dann so lange weiter, bis Sie eine deutliche Verbesserung spüren.

Gibt es einen Unterschied bei der Arbeit an akuten und chronischen Beschwerden?

Im Prinzip nicht. Allerdings ist es bei chronischen Problemen umso wichtiger, einem eventuellen emotionalen Hintergrund oder einer Psychologischen Umkehr, die meiner Erfahrung nach bei allen chronischen Problemen aktiv ist, auf den Grund zu gehen. Hilfreich sind hier zum Beispiel die Bücher von Rüdiger Dahlke *Krankheit als Sprache der Seele* (Goldmann 1999) und von Luise Hay *Heile deinen Körper* (Lüchow 2003), die Bezüge zwischen körperlichen Krankheiten und seelisch-emotionalen Zuständen herstellen. Wenn Sie bei chronischen Problemen alleine nicht weiterkommen, sollten Sie sich Unterstützung suchen.

Fallbeispiele

Neuen Klienten, die EFT noch nicht kennen, zeige ich die Technik gerne anhand eines akuten körperlichen Problems. Zum einen lässt sich daran die Vorgehensweise gut erklären, zum anderen schafft solch ein „Aha-Erlebnis" eine gute Basis für die Arbeit an dem eigentlichen Problem.

Eines Tages kam eine Klientin, die schon am Telefon gesagt hatte, dass sie sich überhaupt nicht vorstellen könne, dass EFT ihr helfen würde. Sie sei allerdings so verzweifelt, dass sie alles ausprobieren wolle. Da ich selbst vielem, was auf dem Markt der alternativen Heilverfahren und Selbsthilfetechniken angeboten wird, relativ skeptisch gegenüberstehe, konnte ich sie gut verstehen und erklärte ihr, dass wir es dennoch einfach einmal versuchen würden. Als sie dann zu ihrem Termin erschien, war sie noch immer sehr skeptisch, stellte viele Fragen und wollte gar nicht erst anfangen zu klopfen. Als ich mich danach erkundigte, ob sie im Moment irgendwelche körperlichen Beschwerden hätte, sagte sie „Ja, ich habe chronische Rückenschmerzen im Kreuzbeinbereich" (ein Symptom, das im Übrigen häufig mit Angst zu tun hat). Um mir zu zeigen, wie eingeschränkt sie dadurch in der Bewegung war, stand sie auf und beugte sich ein kleines Stück nach vorne. Schon bei einem Neigungswinkel von etwa 10 Grad verzog sie gequält das Gesicht und musste aufhören. Den SUD-Wert gab sie mit 7,5 an – ein Wert, der für chronische Beschwerden schon relativ hoch ist.

Ich erklärte ihr kurz die Technik und wir begannen, mit der Aussage „Meine Rückenschmerzen im Kreuzbeinbereich" zu arbeiten. Bei der Brücke verzog sie zuerst ein bisschen das Gesicht, musste dann aber lachen. Nach der ersten Klopfsequenz bat ich sie, mir den neuen SUD-Wert zu nennen, und sie sagte sehr widerstrebend „Hm, ja, ist schon besser". Auf meine Nachfrage gab sie den SUD-Wert mit 3 an. Nach einer weiteren Klopfsequenz mit „Meine restlichen Rückenschmerzen im Kreuzbeinbereich" stand sie auf, beugte sich nach vorne und berührte mit den Fingern den Boden. Dann richtete sie sich auf, lächelte ungläubig und sagte: „Jetzt haben Sie mich aber überrascht. Auch wenn ich es immer noch nicht glauben kann." Das eigentliche Thema, weshalb sie mich aufgesucht hatte, war dann etwas komplizierter und glich auch eher einem „several-minutes-wonder". Durch diesen Erfolg war sie jedoch sehr motiviert und stand der Klopfakupressur nun aufgeschlossener gegenüber.

Auch bei einem anderen Klienten hatten sich einige körperliche Probleme mit EFT sehr verbessert oder vollständig aufgelöst, lediglich seine Kopfschmerzen wollten nicht verschwinden. Er erzählte, dass er vor einiger Zeit sogar einen Kinobesuch absagen wollte, weil er schon den ganzen Nachmittag unter relativ starken Kopfschmerzen und unangenehmer Übelkeit mit Brechreiz gelitten hatte. Obwohl er am Nachmittag mehrmals mit „meine schrecklichen Kopfschmerzen" gearbeitet hatte, stellte sich kein Erfolg ein. Doch die Lust auf den Kinobesuch war größer als die Schmerzen und auf der 15-minütigen Straßenbahnfahrt versuchte er es noch einmal. Diesmal zerlegte er die Kopfschmerzen in ihre Einzelteile und klopfte jeden Aspekt einzeln, beginnend mit der Steifheit im Nacken, die den Kopfschmerzen immer vorausging. Zuerst arbeitete er an „die Steifheit in den Schultern", ging dann zu „dieses Brennen im oberen Nacken" und „dieses heiße Gefühl an der Schädelbasis" über. Dann folgten „dieser Druck hinter dem rechten Auge" und „diese schreckliche Übelkeit". Er erzählte, dass er schon bei der Arbeit an Schulter und Nacken merkte, wie die Steifheit nachließ und sich die Muskeln mehr und mehr entspannten. Der Druck hinter dem rechten Auge verlagerte sich zur Oberseite des Kopfes, verschwand aber auch, nachdem er daran gearbeitet hatte. Er berichtete: „Als die Straßenbahn in der Innenstadt angekommen war, konnte ich mich sogar schon auf das Popcorn im Kino freuen!"

Phobien

Phobien sind sehr starke Angst- und Panikreaktionen auf eigentlich ungefährliche Auslöser, zum Beispiel Spinnen, Ratten und Mäuse, Katzen, Höhen, offene Plätze, enge Räume usw. Phobien sind für die Betroffenen meist sehr belastend, vor allem, wenn es sich um phobische Reaktionen auf Dinge handelt, die im täglichen Leben häufig vorkommen. Menschen mit Phobien wissen, dass es sich bei ihren Ängsten um irrationale, unbegründete Gefühle handelt, können aber trotzdem nichts dagegen unternehmen.

Die konventionelle Psychologie kann bei der Behandlung von Phobien nur sehr geringe Erfolge vorweisen. Sie setzt auf Desensibilisierung und versucht dem Patienten zu helfen, die Symptome unter Kontrolle zu bekommen.

Im Gegensatz dazu stehen die oft schier unglaublich klingenden Heilungserfolge der Energy Psychology, die ursprünglich zur Bewältigung von Phobien entwickelt wurde: Roger Callahans erste Patientin, die er durch das Klopfen eines Meridianpunktes behandelte, litt an einer starken Wasserphobie. Dabei werden nicht einfach nur die Symptome gemildert oder unterdrückt, sondern Probleme wirklich gelöst. Das zeigt sich zum Teil daran, dass Klienten anschließend oft nicht nur eine neutrale Haltung, sondern eine regelrechte Zuneigung zu den ursprünglich gefürchteten Auslösern, zum Beispiel Katzen, entwickeln.

Bei der Arbeit an Phobien kommt es nicht darauf an, wie stark eine Phobie ist oder wie lange Sie sie schon haben, sondern aus wie vielen einzelnen Aspekte sie besteht. Einfache Phobien lassen sich oft in einer oder zwei Sitzungen komplett auflösen, komplexe Phobien erfordern mehrere Sitzungen und ein gewisses Maß an Geduld.

Wie auch bei körperlichen Problemen ist es sinnvoll, mit einer allgemeinen Aussage zu beginnen – besonders, wenn Sie unter einer besonders stark ausgeprägten Phobie leiden und allein der Gedanke an den Auslöser schon sehr belastend für Sie ist. Sie werden bei EFT nicht mit Ihren Ängsten konfrontiert und müssen sich auch nicht durchkämpfen, schon gar nicht bei einer Phobie. EFT ist sehr sanft und Sie sollten den nächsten Schritt immer erst dann wagen, wenn Sie sich wirklich bereit dafür fühlen.

Nach einigen Klopfsequenzen mit einer allgemeinen Aussage können Sie dann dazu übergehen, spezifischer zu werden – die einzelnen Aspekte Ihrer Phobie zu bearbeiten – und nach möglichen emotionalen Ursachen oder Verbindungen suchen. Ein gute Vorbereitung für die Arbeit an Ihrer Phobie ist auch, zuerst die „Angst vor der Angst" zu thematisieren. Denn manchmal ist die Angst vor dem Zusammentreffen mit einem möglichen Phobieauslöser schlimmer als die eigentliche Begegnung.

Auch wenn ich solche Angst vor meiner Höhenangst habe, ...

Das folgende Diagramm veranschaulicht die mögliche Vorgehensweise bei der Arbeit an einer Phobie.

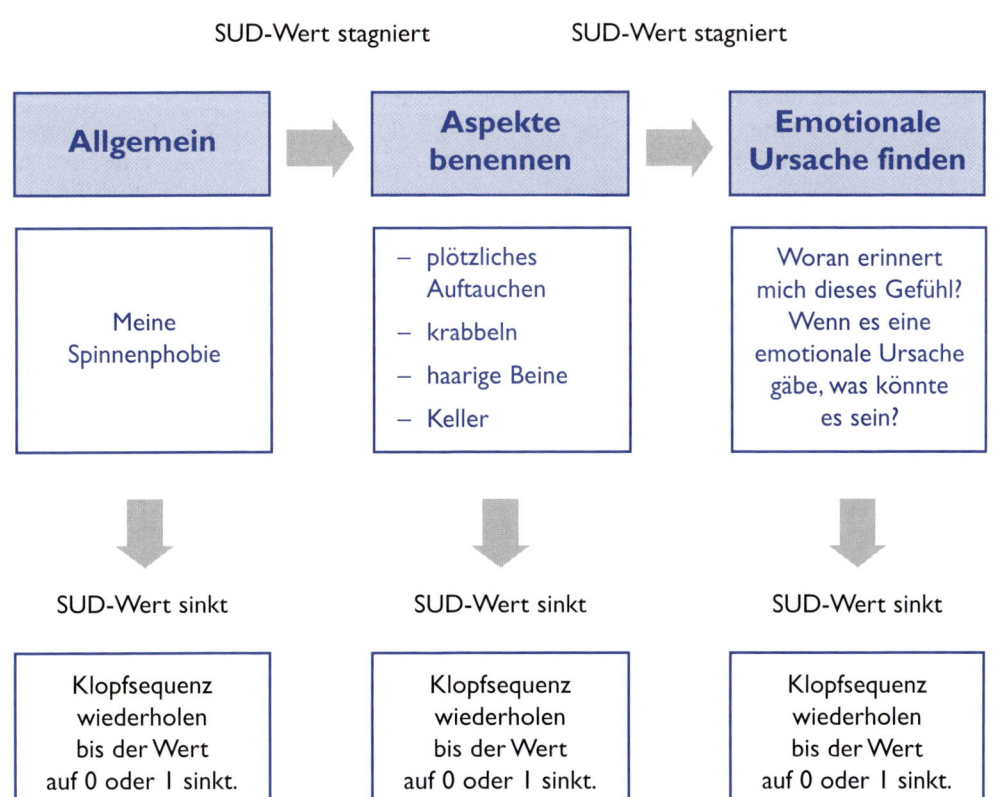

Schritt 1

Je stärker ausgeprägt Ihre Phobie ist, desto allgemeiner sollte der Einstimmungssatz sein. „Diese Sache" kann in einigen Fällen für die ersten Klopfsequenzen ausreichend sein, um die Spitzen des Problems so weit zu kappen, dass Sie sich näher an die eigentliche Phobie heranwagen können. Sobald der SUD-Wert gesunken ist, können Sie mit etwas spezifischeren Aussagen wie „Meine Spinnenphobie" oder „Mein Ekel vor Ratten" weiterarbeiten.

Schritt 2

Wenn der Stress beim Gedanken an Ihre Phobie beziehungsweise an den Auslöser so weit gesunken ist, dass Sie einen entspannten und genaueren Blick
darauf werfen können, ist es wichtig, die einzelnen Aspekte Ihrer Phobie zu er-
arbeiten. Welche körperlichen Reaktionen haben Sie, was genau verursacht
Angst, Ekel oder Abwehr? Bei einer Höhenangst könnten das zum Beispiel ein
prickelndes Gefühl in den Oberschenkeln sein, Schwindel und das Gefühl,
nach vorne gezogen zu werden, sowie die einzelnen Aspekte Höhe, Wind,
freier Blick und fehlende Brüstung. Versuchen Sie, so viele Aspekte wie möglich zu finden, und klopfen Sie für jeden einzelnen dieser Aspekte so lange, bis
der SUD-Wert auf 1 oder 0 sinkt, bevor Sie zum nächsten Aspekt übergehen.

Schritt 3

Eine Frage, die bei Phobien oft direkt zum Kern führt, ist die nach möglichen
emotionalen Ursachen. Fragen Sie bei der Arbeit an Ihrer Phobie also Folgendes:

– Woran erinnert mich dieses Gefühl?

– Wenn es eine emotionale Ursache gäbe, was könnte es sein?

– Was ist in der Zeit passiert, wie habe ich mich gefühlt, als die Phobie zum
  ersten Mal aufgetreten ist?

Vor allem dann, wenn Sie nicht weiterkommen, ist es oft hilfreich, an dem
Zeitpunkt des ersten Auftretens zu arbeiten. Manchmal war nicht der Auslöser das eigentliche Problem – die Spinne, die Höhe, der Aufzug –, sondern zu
dieser Zeit nur der Tropfen, der das emotionale Fass zum Überlaufen brachte.

Eine häufig gestellte Frage in Bezug auf Phobien ist, ob EFT auch eine gesunde, natürliche Vorsicht vor Höhen, potenziell gefährlichen Tieren wie
Schlangen usw. auflöst. Die Antwort ist definitiv: Nein. EFT befreit nur vom
dem „Zuviel" – was übrig bleibt, ist eine gesunde, der Situation angemessene
Reaktion.

Testen Sie den Erfolg erst dann, wenn Sie sich bei dem Gedanken an Ihren
Auslöser wirklich wohl und entspannt fühlen. Sie müssen Spinnen jetzt nicht
lieben, aber sie sollten Ihnen relativ egal sein. Gehen Sie dann einen Schritt

weiter: Schauen Sie sich ein Buch oder einen Film über Ratten an, erklimmen Sie ein höheres Gebäude oder fahren Sie mit einem geräumigen Aufzug. Sollten jetzt neue Aspekte auftreten oder Sie noch ein leichtes Unbehagen fühlen, klopfen Sie so lange, bis Sie wirklich gelöst und entspannt sind. Wenn Sie möchten, können Sie dann genau das tun, was Ihnen früher am meisten zu schaffen gemacht hat: Gehen Sie in den Keller, wo es in den Ecken immer so verdächtig raschelt, oder besuchen Sie eine Tierhandlung, fahren Sie mit diesem wirklich engen Aufzug im Büro oder reservieren Sie einen Tisch in diesem Restaurant im Fernsehturm mit den schrägen Glaswänden ... Alles überhaupt kein Problem mehr? Sie finden Ratten jetzt irgendwie nett und der Blick von hier oben ist einfach traumhaft? Wunderbar!

Fallbeispiele

Eine Klientin plante für einige Zeit an einer Schule in Südindien zu arbeiten und hatte bei einem Telefonat mit Kollegen vor Ort gehört, dass es dort in diesem Jahr sehr viele Schlangen gab. Da sie seit ihrer frühen Kindheit panische Angst vor Schlangen hatte und sich sogar einige Male beim überraschenden Anblick einer Blindschleiche (und einmal sogar beim Anblick eines großen Regenwurms) übergeben musste, war sie vollkommen außer sich und wollte den Vertrag rückgängig machen. Da sie von einer anderen Klientin von der guten Wirksamkeit der Klopfakupressur bei Phobien gehört hatte, wollte sie einen „letzten Versuch" wagen, wie sie es nannte.

Ihre größte Angst war, dass ich irgendwo eine Schlange zur „Desensibilisierung" versteckt hätte. Ich musste ihr mehrmals versichern, dass EFT eine sehr sanfte Technik ist und wir den nächsten Schritt immer nur dann gehen würden, wenn sie dazu in der Lage wäre. Und auf eine Schlange in der Praxis würde ich, auch ohne Schlangenphobie, auch keinen gesteigerten Wert legen. Nachdem wir das geklärt hatten, begannen wir mit der allgemeinen Aussage „Mein Ekel vor Schlangen". Der SUD-Wert war eine klare 10 und es dauerte etwa drei Klopfsequenzen, bis sie sich merklich entspannte. Der Wert war auf 6 gesunken und nach zwei weiteren Sequenzen mit der Kurzversion („Augenbraue" bis „Unter dem Arm") auf 0,5. Dann arbeiteten wir an den einzelnen Aspekten – die seitlichen Bewegungen der Schlange, die kalten Augen, die Unberechenbarkeit, die schuppige Haut und die gespaltene Zunge. Nach ein bis zwei Sequenzen pro Aspekt sank der SUD-Wert auf 0 oder 1, nur beim Thema Zunge mussten wir etwas länger klopfen.

Dennoch hatte ich die ganze Zeit das Gefühl, dass etwas anderes hinter dieser Phobie steckte, dass die Schlange überhaupt nicht das eigentliche Problem war. Diese Vermutung ist normalerweise eher dann angebracht, wenn der SUD-Wert nicht oder kaum sinkt. Ich fragte sie aber trotzdem, ob sie mit den Worten, mit denen sie die Schlange und ihre Aspekte beschrieben hatte (unberechenbar, kalt, gnadenlos, gespalten, unerbittlich und bedrohlich), auch einen Menschen beschreiben würde, eventuell aus Kindertagen. Sie schaute mich völlig erschrocken an und sagte nur „Oh Gott, meine Mutter …“ und fing dann an zu weinen. Nach einigen Klopfsequenzen, in denen wir einfach nur die Punkte klopften, hatte sie sich so weit beruhigt, dass wir direkt an den Erinnerungen an ihre Mutter arbeiten konnten. Nach der Sitzung sagte sie mir, dass sie sich jetzt um Tonnen leichter fühle – die Schlangen waren überhaupt kein Thema mehr. Aber als sie beim Verabschieden zufällig das Buch über Schlangen entdeckte, das ich für solche Sitzungen bereithalte, nahm sie es hoch, schaute sich die Bilder an und rief beim Anblick einer Korallenschlange tatsächlich: „Schauen Sie mal, wie schön die ist!“

Vor kurzem erhielt ich eine E-Mail aus Indien: Sie erzählte von der Arbeit und dem Klima, das ihr etwas zu schaffen machte, und auch, dass die Schlangen überhaupt kein Problem mehr darstellen würden. Außerdem seien ihre chronischen Darmbeschwerden und -entzündungen seit unserem Termin nicht mehr aufgetreten.

Als ich mich vor einigen Wochen auf einen EFT-Kurs in Berlin vorbereitete, dessen Schwerpunkt unter anderem die Arbeit mit Phobien sein sollte, lieh ich mir ein Buch über Spinnen und ein Buch zum Thema Schlangen aus. Ich habe zwar keine Spinnenphobie, aber – genau wie bei den Schlangen – auch nicht gerade eine Vorliebe für diese Tiere. Auf dem Umschlag waren ein paar besonders bunte und für Spinnenforscher sicherlich hochinteressante Exemplare abgebildet. Und zwar in Nahaufnahme. Sie hatten sehr haarige Beine. Schon auf dem Nachhauseweg stellte ich fest, dass ich vor Kursbeginn wohl an meiner Abneigung gegen Spinnen arbeiten sollte, einfach um mit gutem Beispiel voranzugehen. Ich suchte mir das Bild aus, das ich am unangenehmsten fand, und fing an zu klopfen:

Diese Spinne

Meine Abscheu vor dieser Spinne

Die Silhouette dieser Spinne

Die abgewinkelten Beine

Zu viele Beine, das ist nicht normal

Unberechenbar, ich kann keinen Kontakt mit ihnen aufnehmen

Gegen mich gerichtet, kalt und gefährlich für mich

Springt mich an

Beine sehen aus wie Schlangen (!)

Haarige, gliedrige Beine, nach oben geknickt

Angst, dass sie auf meine Füße zukommt, Angst um meine Füße

Packt mich mit ihren vorderen Greifzangen

(Bereits während des Klopfens kam mir der folgende Satz in den Sinn:)
Ach was, die interessiert sich doch überhaupt nicht für mich!

Jäger, heimtückisch, fremd, ohne Empfindung

Jetzt konnte ich mir das Bild ohne größere emotionale Reaktionen ansehen und fand viele Details sogar sehr interessant. Als ich dann wahllos im Buch blätterte und wieder überraschend auf die Seite mit der Spinne stieß, die Thema meiner Klopfsequenz war, reagierte ich allerdings wieder mit „Gefahr". Nachdem ich noch einmal mit der Aussage „Auch wenn ich diese Warnreaktion nicht loslassen möchte und kann, weil ich dann eine mögliche Gefahr nicht mehr erkenne, ..." gearbeitet hatte, löste sich aber auch diese Reaktion auf.

Ängste

Ängste, ob bestimmt oder unbestimmt, sind sehr weit verbreitet. Viele Menschen leiden unter einer permanenten Anspannung, hinter der sich bei näherem Hinsehen Angst verbirgt. Wir haben Angst davor arbeitslos zu werden oder zu bleiben, Angst davor, unseren Partner oder unsere Kinder zu verlieren, krank zu werden, nie zu genügen oder unseren Platz nicht zu finden. Angst kann aber auch ein sinnvolles Warnsignal sein – dann, wenn es zum Beispiel um das Überqueren einer viel befahrenen Straße geht. Die meisten Ängste hingegen sind vollkommen überflüssig und quälen uns. Sie werden nichts am Lauf des Lebens ändern, ob Sie nun Angst um Ihren Partner haben oder nicht. Und die Zeit, die Sie miteinander verbringen, ist in jedem Fall wesentlich reicher und glücklicher, wenn Sie nicht ständig Angst haben.

Manchmal wollen oder können wir unsere Ängste nicht loslassen, weil wir in unserem Inneren glauben, dass wir uns sonst nicht weiterentwickeln. Und oft sind sie ein schon so lange vertrauter Begleiter, dass wir das Gefühl haben, einen wichtigen Teil unserer Persönlichkeit zu verlieren, wenn wir ein Leben ohne Angst führen. Ich garantiere Ihnen, dass weder das eine noch das andere stimmt. Angst ist nicht Teil Ihrer Persönlichkeit und ohne Angst können Sie viel klarer erkennen, ob und in welchen Bereichen Sie sich weiterentwickeln können. Werfen Sie so viel Angstballast wie möglich ab und Sie werden erstaunt sein, wie reich und leicht und erfüllt das Leben (wieder) sein kann.

Bei der Arbeit an Ängsten, ob begründet oder unbegründet, gehen wir wieder in drei Schritten vor, wie das Diagramm auf der folgenden Seite zeigt.

Schritt 1

Arbeiten Sie zuerst wieder mit einer allgemeinen Aussage, die Ihre Situation oder Ihr Anliegen beschreibt. Das könnte zum Beispiel sein:

Auch wenn ich immer solche Angst habe, ...

Auch wenn ich solche Angst vor Streitigkeiten mit meinem Partner habe, ...

Auch wenn ich solche Angst davor habe, krank zu werden/nicht mehr gesund zu werden, ...

Auch wenn ich solche Angst vor anderen Menschen habe, ...

Auch wenn ich solche Angst vor dem Alleinsein habe, ...

SUD-Wert stagniert   SUD-Wert stagniert

Allgemein	**Körperliche Symptome**	**Konkrete Situationen**
Ich habe immer solche Angst. Ich habe solche Angst vor anderen Menschen.	– Meine Kehle ist wie zugeschnürt – Mein Magen verkrampft – Meine Beine zittern	– Die Party meiner Arbeitskollegin letzte Woche – Die Angst vor meinem Vater als ich fünf war und nicht zur Oma wollte

SUD-Wert sinkt   SUD-Wert sinkt   SUD-Wert sinkt

Klopfsequenz wiederholen bis der Wert auf 0 oder 1 sinkt.	Klopfsequenz wiederholen bis der Wert auf 0 oder 1 sinkt.	Klopfsequenz wiederholen bis der Wert auf 0 oder 1 sinkt.

Denken Sie daran, dass Sie bei EFT keine Lösungen finden müssen. Beschreiben Sie einfach das, was gerade in Ihnen vorgeht und arbeiten Sie damit.

Vielleicht fallen Ihnen während des Klopfens neue Gründe ein, woher diese Angst stammen könnte. Fast alle Ängste haben ihre Wurzel in der Kindheit, vor allem, wenn ein Elternteil zu Wutausbrüchen oder unberechenbarem Verhalten neigte. Auch eine sehr restriktive, strenge und / oder religiös geprägte Erziehung kann zu belastenden Ängsten führen, die uns ein Leben lang einschränken können, wenn wir nichts dagegen unternehmen. Fragen Sie sich bei der Arbeit an Ängsten deshalb immer:

Kenne ich diese Angst von früher?

Schritt 2

Werden Sie spezifisch! Beschreiben Sie die körperlichen Symptome Ihrer Angst möglichst genau und klopfen Sie für jedes einzelne Symptom:

Auch wenn ich diesen trockenen Mund habe, ...

Auch wenn ich dieses Flattern im Magen habe, ...

Auch wenn ich diese Schwäche in den Beinen habe, ...

Machmal lassen die Schaltpläne und entsprechenden Blockaden sich leichter über die körperlichen Symptome abrufen, besonders wenn die Ängste schwer greifbar oder mit sehr belastenden Erinnerungen verbunden sind. Dann möchte das Unterbewusstsein den Schutzmechanismus der Verdrängung nicht so ohne weiteres aufgeben. Der Weg über die körperlichen Symptome ist „ungefährlicher" für das Unterbewusstsein, das dann oft den Zugang zum Schaltplan freigibt.

Schritt 3

Sollte auch das nicht den gewünschten Erfolg haben, gehen Sie zu konkreten Situationen über. Überlegen Sie sich, welche

– die letzte,

– die erste,

– die schlimmste

Situation war, in der Ihre Angst aufgetreten ist. Arbeiten Sie an allen drei Situationen mit EFT. Hierbei machen wir uns das zunutze, was Gary Craig den „Generalisierungseffekt" nennt. Dadurch, dass Sie das aktuellste Auftreten des Musters, das ursprüngliche und das stärkste behandeln, lösen sich oft alle Erinnerungen an Situationen mit ähnlichem Verlauf oder Hintergrund gleichzeitig auf. Sie müssen also nicht alle Angstsituationen Ihres Lebens einzeln behandeln, sondern nur einige gut gewählte Vertreter.

Bearbeiten Sie diese konkreten Situationen mit der so genannten Movie-Technique, die in diesem Kapitel auf S. 107 unter dem Punkt *Belastende traumatische Erinnerungen* beschrieben wird. Dabei verwandeln Sie Ihre Erinnerung in einen Film mit einem konkreten Titel und einer bestimmten Länge und lösen dann jede Szene, die Stress auslöst, mit einigen Klopfsequenzen auf, bevor Sie den Film weiterlaufen lassen.

Fallbeispiele

Schon seit Längerem beobachte ich, dass immer mehr Klienten an Panikattacken leiden, was möglicherweise an der wirtschaftlichen Lage und dem damit verbundenen Stress liegen könnte. Diese Zustände sind für die Betroffenen schrecklich, vor allem, weil sie oft völlig unerwartet auftreten. Eine Klientin beschrieb einmal, dass sie dann nur noch aus Panik bestünde und es keinen gesunden, rationalen Teil mehr in ihr gäbe, der irgendwie in das Geschehen eingreifen könne. Sie sagte: „Als ob man verrückt werden würde." Gekoppelt sind diese Attacken mit starken körperlichen Reaktionen wie Herzrasen, Schwindel, Zittern usw.

Eines Tages rief eine Klientin an und sagte, sie hätte in den letzten vier Tagen bereits zwei Panikattacken gehabt und würde sich jetzt vor lauter Angst nicht mehr aus dem Haus trauen. Wenn das Gegenüber bereits mit der Lage der Punkte und dem generellen Vorgehen etwas vertraut ist, kann man auch telefonisch daran arbeiten. Wir begannen also zuerst die „Angst vor der Angst" zu bearbeiten:

Auch wenn ich solche Angst davor habe, dass ich wieder eine Panikattacke bekomme, ...

Ich habe solche Angst davor.

Ich traue mich überhaupt nicht mehr aus dem Haus.

Das ist doch kein Leben.

Nach einigen Klopfsequenzen war die Angst vor der Angst von 10 auf 3 gesunken. Als ich sie fragte, was das Schlimmste daran wäre, wenn sie außerhalb des Hauses eine Panikattacke bekäme, sagte sie: „Dass die anderen es merken!" Also arbeiteten wir zusätzlich mit den beiden folgenden Aussagen:

Die anderen dürfen nicht merken, dass etwas mit mir nicht stimmt.

Ich muss immer funktionieren.

Danach sank der Wert auf 0, sie war deutlich ruhiger geworden. Ich bat sie, mir ihre schlimmste Panikattacke zu beschreiben. Während sie erzählte, wandten wir die *Movie Technique* (siehe Seite 108) an, das bedeutet konkret, dass wir jedes Mal, wenn sie beim Erzählen Stress verspürte, innehielten und an diesem Aspekt arbeiteten. Dabei wurde immer wieder deutlich, dass ihr vor allem die Hilflosigkeit zu schaffen machte und der Gedanke: „Was sollen die anderen nur von mir denken, wenn ich schwitzend und völlig außer mir in der Straßenbahn sitze?". Wir führten noch weitere Klopfsequenzen zu diesen Aspekten durch und ich fragte, ob sie das in der Vergangenheit, möglicherweise in ihrer Kindheit, schon einmal erlebt hatte. Sie bejahte, nannte jedoch keine Details, und wir klopften stumm. Nach weiteren 15 Minuten hatte die Panik sich völlig aufgelöst und meine Klientin gähnte viel. Sie sei jetzt angenehm müde und ein bisschen erschöpft, sagte sie, fühle sich aber ganz leicht und frei und würde jetzt erst einmal ein bisschen schlafen.

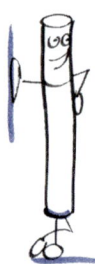

Süchte und Abhängigkeiten

Ein Gebiet, auf dem sich die Energy Psychology ebenfalls sehr bewährt hat, ist die Reduktion und Auflösung von Süchten und Abhängigkeiten.

Da es in diesem Buch um Selbsthilfe geht, werden nur „Alltagssüchte" wie Zigaretten, Schokolade, Fernsehen und Ähnliches thematisiert. Die Abhängigkeit von harten Drogen und schwerer Alkoholismus gehören in die Hände von Fachleuten. Sie können aber in diesen Fällen mithilfe von EFT begleitend zu einer professionellen Therapie Ängste und Entzugserscheinungen behandeln und neue positive Ziele setzen.

Grundsätzlich stehen uns zwei Möglichkeiten bei der Arbeit an Abhängigkeiten zur Verfügung: Sie können am akuten Drang nach etwas arbeiten – und zwar immer dann, wenn er auftritt –, oder Sie behandeln die zugrunde liegenden Ursachen. Denn jede Sucht hat ihren Grund und lässt Sie versuchen, etwas Schmerzhaftes zu betäuben oder vermeintlich zu lösen.

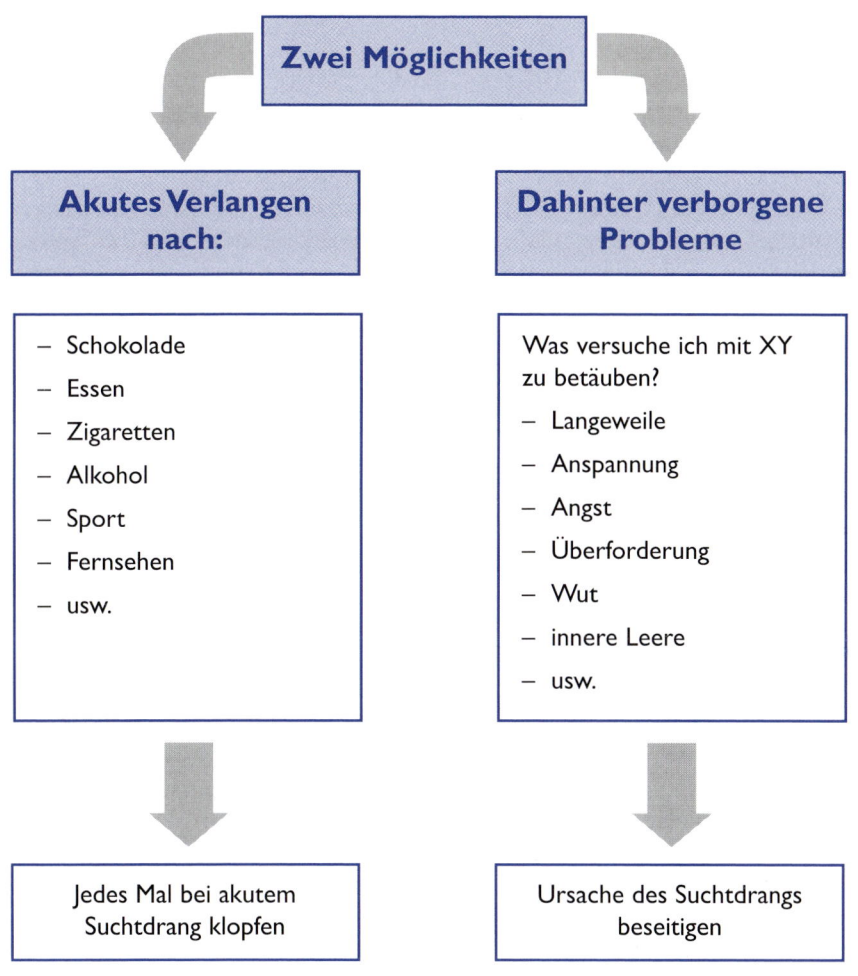

Zwei Möglichkeiten

Akutes Verlangen nach:

Dahinter verborgene Probleme

- Schokolade
- Essen
- Zigaretten
- Alkohol
- Sport
- Fernsehen
- usw.

Was versuche ich mit XY zu betäuben?
- Langeweile
- Anspannung
- Angst
- Überforderung
- Wut
- innere Leere
- usw.

Jedes Mal bei akutem Suchtdrang klopfen

Ursache des Suchtdrangs beseitigen

Wollen Sie nur den akuten Drang bearbeiten, erfordert das viel Willensstärke – oft wollen wir uns dann nämlich weismachen, dass wir *nach* der nächsten Zigarette mit dem Klopfen anfangen werden, ganz bestimmt! Um aber die Selbstdisziplin aufbringen zu können und jede Lust auf Ihr Suchtmittel mithilfe von EFT zu bearbeiten, müssen Sie auch wirklich dazu entschlossen sein, diese Gewohnheit aufzugeben. Dann funktioniert es auch sehr gut. Es ist immer wieder verblüffend, wie schnell die Lust oder der Drang nach bestimmten Substanzen bei Kursteilnehmern schon nach wenigen Klopfsequenzen nachlässt und meistens ganz verschwindet.

Im Allgemeinen ist es aber besser, parallel zum akuten Drang, auch die zugrunde liegenden Ursachen zu bearbeiten. Denn sonst kann es sein, dass Sie die eine Sucht durch eine andere, vielleicht etwas gesündere ersetzen – so, wie Menschen, die mit dem Rauchen aufhören, oft anfangen Süßigkeiten zu essen. Denn ein Teil von uns versucht, das, was uns Leid und Schmerz verursacht, mit der Substanz zu betäuben. Und wenn uns die eine Substanz nicht mehr trösten kann, ersetzen wir sie eben durch eine andere.

Überlegen Sie einmal, in welchen Situationen Sie zu Ihrem Suchtmittel greifen. Wenn Sie alleine sind und sich einsam fühlen? Wenn Sie einen anstrengenden Arbeitstag hatten und nicht abschalten können? Die häufigsten Gründe sind Langeweile, Angst, Anspannung, Überforderung, Wut und innere Leere. Wir versuchen mit Schokolade, Zigaretten, Alkohol, Sport usw. diese Gefühle zu betäuben, damit wir sie nicht mehr spüren müssen. Dass das zum einen nur kurzzeitig funktionieren kann, zum zweiten die Gefühle nicht wirklich auflöst und zum dritten dadurch neue Probleme wie Übergewicht, Raucherlunge und alkoholbedingte Krankheiten entstehen, ist uns rational zwar klar – an die Sucht und das dahinter liegende Muster kommt diese Erkenntnis aber im Allgemeinen nicht heran. Wenn Sie aber mit EFT diese Angst, dieses Gefühl der inneren Leere oder diese Überforderung lösen können, dann benötigen Sie Ihren Rettungsanker nicht mehr. Und Sie haben nicht nur etwas für Ihre Gesundheit getan, sondern auch Ihr Lebensgefühl (auf einer tief verwurzelten Ebene) von einer zentnerschweren Last befreit.

Den akuten Drang behandeln

Gleichgültig, für welchen Weg Sie sich entscheiden, ist es sehr empfehlenswert, die erweiterte Korrektur der Psychologischen Umkehr (siehe S. 67) so oft wie möglich durchzuführen – am besten jeden Morgen einmal. Immer wenn wir trotz Willenskraft etwas, das wir uns fest vorgenommen haben, nicht schaffen, dann ist eine Psychologische Umkehr am Werk. Sie werden feststellen, dass es viel einfacher ist, die jeweilige Substanz zu meiden, wenn die PU korrigiert ist. Klopfen Sie morgens einmal die erweiterte PU und nennen Sie dabei Ihre Substanz, zum Beispiel:

Auch wenn ich das Rauchen nicht loslassen will oder kann, liebe und akzeptiere ich mich voll und ganz.

Auch wenn ich weiterhin rauchen will, liebe und akzeptiere ich mich voll und ganz.

Auch wenn ein Teil von mir am Rauchen festhält und dadurch versucht, etwas für mich zu tun, liebe und akzeptiere ich mich voll und ganz.

Auch wenn ich künftig weiterrauchen werde, liebe und akzeptiere ich mich voll und ganz.

Auch wenn ich es nicht verdient habe, mein Rauchen zu überwinden, liebe und akzeptiere ich mich voll und ganz.

Auch wenn es ein Risiko für mich bedeutet, mein Rauchen zu überwinden, liebe und akzeptiere ich mich voll und ganz.

Und tagsüber klopfen Sie immer dann, wenn Sie den Suchtdrang bemerken:

Auch wenn ich diese Lust auf / Sucht / Drang nach dieser Zigarette habe, ...

Was sich in der Praxis sehr bewährt hat, ist die Frage nach der *genauen* Stelle im Körper, wo dieser Drang sitzt: im Magen, Unterbauch oder Kopf? Arbeiten Sie dann auch an diesem Körpergefühl:

Auch wenn ich diese Lust auf eine Zigarette in der Magengegend habe, ...

Klopfen Sie so lange, bis der Drang auf 1 oder 0 gesunken ist, oder zumindest so lange, bis Sie ohne große Probleme auf Ihr Suchtmittel verzichten können.

Die zugrunde liegende Ursache behandeln

Wann ist Ihr der Suchtdrang besonders stark? Ist der Zeitpunkt mit bestimmten Situationen oder Menschen verknüpft? Belohnen Sie sich damit für etwas oder trösten Sie sich damit? Was möchten Sie dann nicht mehr fühlen?

Die häufigsten Gründe sind:

– Langeweile

– Anspannung

– Angst

– Überforderung

– Wut

– innere Leere

Trifft einer dieser Gründe auf Sie und Ihre Situation zu? Können Sie damit einen Einstimmungssatz formulieren?

Arbeiten Sie auch hier wieder so oft wie möglich mit der Korrektur der erweiterten Psychologischen Umkehr. Viele Klienten finden ergänzend dazu die folgenden Aussagen sehr hilfreich:

Auch wenn ich dann überhaupt nichts mehr habe und mein Leben noch ärmer wird, wenn ich nicht mehr XY (habe), ...

Auch wenn XY das einzige Vergnügen ist, das ich im Leben habe, ...

Klopfen Sie dann wie gewohnt mit Ihrem Erinnerungssatz weiter: „meine Wut", „meine Einsamkeit", „meine Langeweile" usw.

Korrigieren Sie die PU so häufig wie möglich – am besten zwei- bis dreimal pro Tag. Bei den meisten Klienten stellt sich nach einer Woche bereits eine deutliche Verbesserung ein, und zwar sowohl in Bezug auf die Abhängigkeit als auch auf das allgemeine Lebensgefühl.

Ich will nicht grundsätzlich mit dem Rauchen aufhören, weil ich es genieße. Kann ich trotzdem klopfen?

Selbstverständlich. Die Wirkung des Klopfens bei akutem Drang hält nicht ewig vor – je nach Person und Fall zwischen einer Stunde und mehreren Tagen –, sonst würde es ja reichen, einmal am akuten Drang zu arbeiten und die Sucht wäre für immer verschwunden. So einfach ist es aber leider nicht. Deshalb brauchen Sie keine Angst zu haben, dass Sie nach dem Klopfen nie wieder Lust auf ein Stück Schokolade oder eine Zigarette haben. Aber Sie haben die Freiheit, bei jeder Zigarette neu zu entscheiden, ob Sie *diese eine* rauchen möchten oder nicht. Wenn Sie nur manchmal klopfen, können Sie den Drang in diesen Fällen reduzieren, wenn Sie immer klopfen, reduzieren Sie ihn grundsätzlich. Die Entscheidung liegt vollkommen bei Ihnen.

Kann es sein, dass sich der Geruch meiner Zigarette verändert?

Dieses Phänomen beobachte ich häufig. Der Geruch oder Geschmack von Substanzen kann sich im Verlauf der Arbeit daran ändern. Das kann von anfangs „köstlich" über „Komisch, es riecht irgendwie gar nicht mehr so gut ..." bis hin zu „Mein Gott, das riecht ja total bitter!" reichen. Einige Male erlebte ich auch den Fall, dass die Klienten die Substanz – meistens Zigaretten – überhaupt nicht mehr riechen konnten. Das passiert aber nur bei Substanzen, die gesundheitsschädlich sind. Bei Obst oder Gemüse wird der Geruch durch das Klopfen eher angenehmer und stärker, denn EFT reduziert nur das, was nicht natürlich und gesund für uns ist.

Fallbeispiele

Zu den Einführungskursen in EFT nehme immer Schokolade und Kekse mit und bitte die Teilnehmer, Substanzen, von denen sie sich befreien möchten, zum Kurs mitzubringen. Das sind meistens Zigaretten, Kaffee, Schokolade und Alkohol. Nach einer kurzen Einführung in EFT frage ich jemanden, ob er oder sie Kontrolle über den Drang nach diesen Substanzen haben möchte. Denn viele haben Angst, dass mit dem Klopfen ihre Lust vollkommen verschwindet, und möchten das nicht. Erst wenn ich versichere, dass die Lust auf die Dinge wiederkommt und es (leider) im Allgemeinen nicht so einfach ist, eine Sucht mit einer einzigen Klopfsequenz dauerhaft aufzulösen, sind – vor allem die Raucher – gerne dazu bereit. Ich lasse sie zuerst an der Zigarette oder am Alkohol riechen und bitte sie, den Drang so stark wie möglich werden zu lassen. Meist liegt er zwischen 7 und 10. Dann beginnen wir mit der Klopf-akupressur:

Meine Lust auf diese Zigarette.

Oder:

Mein Drang nach dieser Zigarette.

Nach der ersten vollständigen Klopfsequenz bitte ich sie wieder, an der Ziga-rette, der Schokolade oder am Alkohol zu riechen. Meistens ernte ich dann ei-nen kurzen, ungläubigen Blick und Kommentare wie „Hm, irgendwie riecht sie nicht mehr ganz so gut wie eben. Aber rauchen könnte ich sie immer noch!". Der Wert liegt dann oft zwischen 5 und 8. Nach der zweiten Sequenz ist den meisten die Lust fast völlig vergangen und viele berichten, dass die Zi-garette jetzt irgendwie bitter riecht oder sie sie überhaupt nicht mehr riechen können. Ich beschließe die Sequenz dann oft noch mit dem folgenden Satz, da es meist nur noch reine Gewohnheit ist, die die Teilnehmer – auch ohne Lust – nach den Zigaretten greifen lässt:

Auch wenn ich jetzt nur noch aus Gewohnheit rauchen würde, ...

In einer Sitzung (und nicht im Kurs) würde wir dann noch versuchen herauszu-finden, warum eine Person raucht, Schokolade isst oder Alkohol trinkt und die zugrunde liegende Ursache behandeln. So oder so: Die Wirkung ist immer wieder verblüffend!

Depressionen

Depressionen sind in der westlichen Industriegesellschaft ein sehr weit ver-breitetes Problem. Sie können aus heiterem Himmel entstehen und müssen nicht unbedingt mit der jeweiligen Lebenssituation zu tun haben.

Während einer depressiven Phase ist alles grau und sinnlos, wir fühlen uns in-nerlich leer und gelähmt. Die Schulmedizin unterscheidet zwei Arten von De-pressionen – reaktiv und endogen – sowie mehrere Schweregrade – leicht, mittel und schwer. Eine reaktive Depression entsteht durch eine Reaktion auf äußere Umstände – Erziehung, aktuelle Lebenssituation, eigene Persönlichkeitsstruktur usw. Diese Form der Depression spricht sehr gut auf die Methoden der Energy Psychology an. Bei einer endogenen Depression hingegen stehen Störungen des Stoffwechsels und der Körperchemie im Vordergrund. Hier ist eine medikamentöse Behandlung angezeigt, EFT lässt sich aber sehr gut begleitend einsetzen.

Für die Selbsthilfe mit EFT eignen sich nur leichte bis mittlere Depressionen, alles andere gehört in die Hände von Fachleuten. Leichtfertigen und unbedachten Medikamentengebrauch sollte man nicht befürworten, doch bei Depressionen kann ich nur empfehlen, in akuten Phasen auf Medikamente zurückzugreifen. Wenn Ihr Zustand dann wieder stabil und für Sie erträglich ist, kann EFT viel besser greifen. Aber als Erste-Hilfe-Maßnahme und zur langfristigen Lösung der Ursachen Ihrer Depression ist EFT sehr geeignet und sinnvoll.

Sie können wieder in drei Schritten vorgehen: Im ersten Schritt sprechen Sie Ihre Depressionen ganz allgemein an, im zweiten behandeln Sie die körperlichen Symptome und im dritten suchen Sie nach den zugrunde liegenden Ursachen, besonders bei reaktiven Depressionen. Auch hier ist es wieder wichtig, so oft wie möglich mit der erweiterten PU zu arbeiten. Beginnen Sie am besten jede Sitzung mit dieser PU-Korrektur, bevor Sie mit dem eigentlichen Klopfen beginnen.

Allgemein	**Körperliche Symptome**	**Dahinter verborgene Glaubenssätze**
Ich habe immer wieder diese Depressionen.	– Ich fühle mich innerlich grau und leer. – Ich habe zu nichts mehr Kraft / bin erschöpft. – Ich habe Schlafprobleme.	– Ich bin wertlos. – Die Welt / das Leben ist gefährlich. – Ich kann nichts richtig machen.

Schritt 1

Beschreiben Sie einfach Ihren Zustand und sagen Sie innerlich „Ja, das ist so". Das kann schon sehr befreiend sein in einer Zeit, in der alles auf Spaß, Leichtigkeit und Erfolg ausgerichtet ist. Gestehen Sie sich ein, dass es Ihnen im Moment einfach nicht so gut geht und stehen Sie zu sich selbst und Ihren Gefühlen. Sie können als Einstimmungssatz zum Beispiel die folgenden oder ähnliche Sätze verwenden:

Auch wenn ich im Moment diese Depression habe, ...

Auch wenn ich wieder diese schreckliche Depression habe, ...

Wie immer gilt auch hier, dass Sie etwas mehr Geduld und Ausdauer benötigen, wenn Sie mit den allgemeinen Aussagen arbeiten. Und denken Sie bitte daran, jede Sitzung mit der erweiterten PU-Korrektur zu beginnen. Besonders wichtig ist hier der folgende Satz, weil Depressionen oft ein integraler Bestandteil des eigenen Selbstbildes werden, besonders wenn sie schon lange bestehen.

Auch wenn ich Angst habe, einen Teil meiner Identität zu verlieren, wenn ich meine Depressionen überwinde/loslasse, ...

Manchmal wollen wir sie einfach nicht loslassen, weil wir befürchten, dann überhaupt nichts mehr zu *sein* – nicht einmal mehr depressiv. Und oft ist es gut sich auch zu fragen, was wir dann – ohne die Depressionen – wieder tun oder leisten müssen, dem wir uns nicht gewachsen fühlen.

Schritt 2

Sie können auch mit den konkreten körperlichen Symptomen Ihrer Depression arbeiten. Wie genau fühlt es sich an? Spüren Sie eine körperliche Leere, einen Druck oder ein ungewöhnliches Gefühl an einer bestimmten Stelle? Woher *wissen* Sie, dass Sie eine Depression haben? Wo sitzt sie besonders stark? Versuchen Sie das Problem so präzise wie möglich zu beschreiben und arbeiten Sie mit jedem einzelnen Aspekt.

Schritt 3

Hinter reaktiven Depressionen verbergen sich Glaubenssätze über uns und die Welt, die nicht die Wirklichkeit abbilden, sondern nur eine Art Filter sind, durch die wir die Welt empfinden. Depressionen sind sozusagen nur die sichtbare Spitze dieses Eisberges aus Glaubenssätzen, der sehr tief in unser Unterbewusstsein reicht und sehr früh in unserem Leben entstanden ist. Das können Überzeugungen sein wie „Ich bin völlig wertlos", „Egal, was ich mache, es nützt sowieso nichts", „Das Leben ist völlig sinnlos", „Die Welt ist gefährlich und unberechenbar" oder „Ich kann nichts richtig machen". Mit diesem Gepäck quälen wir uns durch unser ganzes Erwachsenenleben, oft ohne die Überzeugungen wirklich zu bemerken, geschweige denn, sie zu hinterfragen. Wenn Sie das Gefühl haben, dass eine oder mehrere dieser Überzeugungen sich hinter Ihren Depressionen verbergen könnten, dann arbeiten Sie zuerst mit den ersten beiden Schritten und blättern dann zum Abschnitt *Persönliche Blockaden und einschränkende Überzeugungen* auf Seite 112 weiter. Dort beschäftigten wir uns ausführlicher mit Glaubensmustern und damit, wie wir sie lösen können.

Ein Faktor, der Depressionen manchmal verschlimmern oder sogar auslösen kann, sind energetische Toxine – vor allem Weißmehl und Zucker. Streichen Sie diese Substanzen zusätzlich für eine Woche von Ihrem Speiseplan und beobachten Sie, ob sich etwas verändert, oder lassen Sie sich, zum Beispiel bei einem Kinesiologen, auf eine mögliche Unverträglichkeit testen.

Vor allem bei Depressionen sind Geduld, Ausdauer und Durchhaltevermögen notwendig. Denken Sie daran, wenn Sie merken, dass Sie ungeduldig werden und Ihre Motivation verlieren: Sie haben nichts zu verlieren – aber sehr viel Lebensfreude und -qualität zu gewinnen!

Fallbeispiele

Ein Klient litt seit mehr als zwanzig Jahren unter einer leichten chronischen Depression. Er wollte keine Medikamente einnehmen, durchlebte aber immer wieder Phasen der inneren Leere und eines Gefühls, das er mit „Gräue" bezeichnete. Er hatte selbst schon mit den folgenden Sätzen gearbeitet, hatte aber noch nicht das Gefühl einer dauerhaften Besserung.

Auch wenn ich diese Depressionen habe, ...

Auch wenn ich nicht weiß, woher diese Depressionen kommen, ...

Deshalb arbeiteten wir am Anfang der Sitzung mit diesen Aussagen:

Auch wenn ich einen integralen Teil meiner Persönlichkeit verliere, wenn ich meine Depressionen loslasse, ...

Auch wenn ich meine Depressionen nicht loslassen will und kann, weil ich dann überhaupt nichts mehr bin, ...

Danach bat ich ihn, die zehn schlimmsten Ereignisse und Erinnerungen seines Lebens aufzuschreiben. In der ersten Sitzung arbeiteten wir mit den ersten beiden Erinnerungen der Liste, die restlichen acht wollte er zu Hause mithilfe der Klopfakupressur bearbeiten. Nach zwei Wochen rief er an und sagte, er fühle sich so gut wie schon seit Jahren nicht mehr und klopfe jetzt täglich für alles, was ihm so einfiele. Drei Monate später meldete er sich nochmals, um einen Zwischenbericht zu geben, und erzählte, dass er noch einmal einen leichterer Depressionsschub durchgemacht habe. Daraufhin habe er nochmals zehn belastende Erinnerungen aufgeschrieben und bearbeitet; nach einigen Tagen sei die Depression wieder verschwunden. Er sagte mir, dass er nun, weil er etwas an der Hand hat, das ihm wirklich hilft, einfach keine Angst mehr vor der Depression verspüre.

Allergien

Immer mehr Menschen leiden unter Allergien und immer mehr Substanzen lösen Allergien aus. Gerade hier ist EFT eine wirksame (Selbst)-Hilfe, die Sie immer in akuten Situationen einsetzen können. Aber auch Allergien haben zwei Ebenen: die der sichtbaren Symptome und die der zugrunde liegenden emotionalen Ursachen. Manchmal ist es ausreichend, die Symptome zu behandeln, um die Allergie zu aufzulösen. Oft müssen wir aber, um wirkliche Linderung oder Heilung zu erzielen, herausfinden, was wirklich hinter der Allergie steckt, es identifizieren und behandeln.

Allgemein	**Körperliche Symptome**	**Dahinter verborgene Glaubenssätze**
Ich habe diese schreckliche Allergie gegen Birkenpollen.	– Ich habe ein Druck-gefühl im Kopf. – Die Nase läuft ständig. – Meine Augen jucken und werden rot. – Ich habe Kopfschmerzen.	– Ich bin nicht sicher. – Die Welt / das Leben ist gefährlich. – Ich bin so wütend auf ... – Ich habe solche Angst vor ... – Ich bestrafe mich für ...

Schritt 1

Benennen Sie Ihre Allergie oder Allergien und klopfen Sie mit dieser Aussage einige Sequenzen. Hierzu gehört auch all das, was Sie über Ihre Allergie den-ken – also Wut, Ärger, Verzweiflung, Groll usw.

Auch wenn ich diese schreckliche Allergie habe, ... (allgemein)

Auch wenn ich so allergisch auf XY reagiere, ... (Allergie)

Auch wenn ich mich so über meine Allergie auf XY ärgere, ... (Reaktion)

Wenn Sie nur mit diesen allgemeinen Aussagen arbeiten möchten, sollten Sie täglich zwei- bis dreimal mehrere Klopfsequenzen durchführen. Vergessen Sie nicht die erweiterte Korrektur der PU und überprüfen Sie das Ergebnis immer wieder anhand der SUD-Skala.

Schritt 2

Sie können Schritt 1 auch mit den Schritten 2 und 3 kombinieren. Führen Sie zuerst einige Klopfsequenzen mit den allgemeinen Aussagen aus dem ersten Schritt durch, bevor Sie die verschiedenen körperlichen Symptome Ihrer Allergie einzeln bearbeiten.

Auch wenn ich immer so ein Druckgefühl im Kopf habe, ...

Auch wenn meine Nase ständig läuft und mir das so peinlich ist, ...

Auch wenn meine Augen jucken und rot werden, ...

Auch wenn ich diesen quälenden trockenen Husten habe, ...

Viele Klienten berichten, dass sie so ihre Symptome sehr gut in den Griff bekommen. Manchmal lassen sich die Allergien dadurch lindern oder heilen, besser ist allerdings die Arbeit an den körperlichen Symptomen mit der Suche nach den zugrunde liegenden Ursachen zu kombinieren.

Schritt 3

Hinter vielen Allergien verbirgt sich das Gefühl: „Die Welt ist kein sicherer Ort!" Grund hierfür kann eine Erfahrung aus Kindertagen sein, wie ein unberechenbares oder launisches Elternteil. Oder die Welt des Kindes ist tatsächlich durch Krankheit, Trennung oder Umzug instabil gewesen. Kinder können diese Situationen nicht so gut verarbeiten wie Erwachsene und ziehen daraus oft falsche Schlüsse, sie geben zum Beispiel sich selbst die Schuld an bestimmten Ereignissen. Ein zweiter Aspekt bei Allergien kann eine nicht verziehene Schuld sein, für die wir uns durch die Allergie „bestrafen".

Wie empfinden Sie die Welt und das Leben grundsätzlich? Müssen Sie immer auf der Hut sein, damit nichts Schlimmes passiert? Sind Sie stets wachsam und in Alarmbereitschaft? Haben Sie einen oder beide Elternteile als nicht verlässlich oder unberechenbar erlebt? Geben Sie sich die Schuld an etwas, das Sie sich nicht verzeihen können?

Fallbeispiele

Eine Bekannte leidet seit einigen Jahren unter starkem Heuschnupfen, zu dem sich seit einiger Zeit noch ein trockener Husten gesellt hat. Während eines Fortbildungsseminars, als ihr ständig die Nase lief und sie die Meditationen mehrfach wegen des quälenden Hustens unterbrechen musste, bot ich ihr an, in der Pause einfach einmal auszuprobieren, ob EFT ihr helfen könnte. Wir arbeiteten zuerst an den körperlichen Symptomen – die laufende Nase, die verstopften Nebenhöhlen, der Reizhusten – ohne großen Erfolg. Die Nase wurde zwar etwas freier, die restlichen Symptome blieben aber relativ unverändert. Als ich dann in einem Nebensatz bemerkte, dass Allergien oft etwas mit dem Gefühl „Ich bin nicht sicher" zu tun haben, begann sie auf einmal zu husten. Nach einer kurzen Pause fügte ich hinzu, dass dies meiner Erfahrung nach häufig mit der familiären Situation zu tun habe, wenn beispielsweise ein Elternteil als unberechenbar oder unzuverlässig empfunden worden sei. Sie hustete noch heftiger und konnte zur Bestätigung nur kurz nicken. Als ich dann noch nach „Mutter oder Vater" fragte und bei Letzterem der Husten noch stärker wurde, hatten wir die eigentliche Ursache gefunden.

Belastende, traumatische Erinnerungen

Einer der Bereiche, in denen EFT die außergewöhnliche Wirkung zeigt, ist die Bewältigung belastender traumatischer Erinnerungen. Dabei wird nur der emotionale Stress gelöst, der zusammen mit den Gedanken an die Situation gespeichert ist; die eigentliche Erinnerung und alle damit verbundenen Erfahrungen bleiben vollständig erhalten.

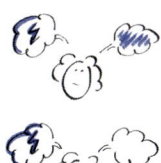

Kein Mensch bleibt völlig verschont von schwierigen, schmerzhaften Situationen. Einige davon verblassen im Lauf der Zeit, wir denken nur noch selten an sie, und wenn doch, dann besitzen sie keine starke emotionale Ladung mehr. Es gibt aber auch die anderen Situationen, an die wir immer wieder denken müssen und die heute noch genauso intensiv wie damals sind. Für unseren Körper und unser Unterbewusstes ist alles noch genauso gegenwärtig und bedrohlich oder schmerzhaft wie damals. Zusammen mit diesen Erinnerungen ist ein „Kurzschluss" gespeichert, der verhindert, dass die

Emotionen verarbeitet werden und sich auflösen können. EFT behebt diesen Kurzschluss, löst den mit der Erinnerung gespeicherten emotionalen Stress – zurück bleibt nur die Erinnerung.

In den USA werden EFT und TFT mit großem Erfolg bei Flüchtlingen und Kriegsveteranen angewendet, die unter dem Posttraumatischen Stresssyndrom leiden. Der große Vorteil der Techniken aus der Energy Psychology® ist, dass sie so sanft sind und die Betroffenen nicht zwingen, die traumatischen Erlebnisse noch einmal zu durchleben. Ein ganz allgemeiner Kontakt zum Gedankenfeld reicht bereits aus, um den entsprechenden „Schaltplan" aufzurufen und behandeln zu können.

Bei sehr schweren traumatischen Erlebnissen empfiehlt es sich dennoch, mit einem erfahrenen Therapeuten zu arbeiten, einfach um sicherzugehen, dass Sie nicht auf sich alleine gestellt sind und aufgefangen werden können, falls einmal zu viel „hoch kommen" sollte.

Bei der Arbeit an belastenden Erinnerungen gehen wir etwas anders vor als bisher. Hier wird eine Technik eingesetzt, die Gary Craig als *Movie Technique* bezeichnet. Wie bereits kurz erwähnt, erstellen Sie gedanklich aus der belastenden Erinnerung einen Film. Geben Sie dem Film zuerst einen Titel. Bei sehr belastenden Erinnerungen kann „diese Sache" für die ersten Klopfsequenzen völlig ausreichen. Damit nehmen wir der Erinnerung die Spitze und können anschließend mit viel weniger emotionalem Stress genauer auf die Situation eingehen. Der Titel sollte kurz und prägnant sein und eine Bedeutung für Sie haben. Wenn Sie genau wissen, was damit gemeint ist, können Sie auch nur einen einzelnen Begriff oder Namen als Titel verwenden, zum Beispiel „Urlaub" oder „Petra". Bestimmen Sie nun die Länge des Films. Wie lange hat die Situation gedauert? Eine Sekunden oder einige Minuten? Eine halbe Stunde? Wenn Titel und Länge klar sind, überprüfen Sie den SUD-Wert, den diese Erinnerung oder Situation in diesem Augenblick auslöst. Das ist Ihr Ausgangswert, anhand dessen Sie die Fortschritte messen können.

Kommen wir nun zur eigentlichen Arbeit, die in mehreren Schritten abläuft:

Schritt 1

Führen Sie zuerst einige Klopfsequenzen mit dem Titel Ihres Films durch. Bei sehr belastenden Dingen empfiehlt es sich, wie gesagt, besser zuerst mit einem ganz allgemeinen Titel wie „Diese Sache" zu arbeiten:

Diese Sache

Mein Filmtitel

Schritt 2

Sobald der SUD-Wert gesunken ist, gehen Sie zu Schritt 2. Starten Sie Ihren Film jetzt an einer Stelle, die für Sie noch keine oder kaum eine emotionale Ladung hat. Lassen Sie Ihren Film so lange vor Ihrem inneren Auge ablaufen, bis Sie zu der ersten Stelle kommen, die Ihnen emotionalen Stress verursacht. Das kann lange vor dem eigentlichen „Höhepunkt" Ihrer Geschichte sein. Oft sind wir so fixiert auf das „Schlimmste", das wir den sich schon vorher aufbau- enden Stress kaum wahrnehmen. Achten Sie bei der *Movie Technique* deshalb ganz bewusst auf alle Stressoren, die Ihnen im Laufe Ihrer Geschichte begeg- nen. Sobald Sie merken, dass Sie beim Erzählen oder Durchdenken Stress empfinden – es empfiehlt sich, die Geschichte laut zu erzählen, auch wenn Sie sich selbst behandeln –, stoppen Sie das „Band" und arbeiten Sie mit genau diesem Punkt. Erst wenn der SUD-Wert für diesen Aspekt auf 1 oder 0 gesun- ken ist, lassen Sie Ihre Geschichte weiterlaufen. Wichtig: Fangen Sie jetzt wie- der ganz vorne an und erzählen Sie die Geschichte, bis Sie zum nächsten Punkt kommen, der Ihnen Stress bereitet. Wiederholen Sie das so lange, bis Sie die ganze Situation ohne negative Gefühle erzählen können. Viele Klienten haben dann den Eindruck, dass sie nur noch einen beliebigen Kinofilm an- schauen und von einer Zentnerlast befreit sind. Ich weiß aus der Arbeit mit meinen Klienten, welche unglaubliche Befreiung es sein kann, nach und nach alle traumatischen Erinnerungen, die immer am Rand des Bewusstseins exis- tieren, endlich aufzulösen. Nicht immer sinkt der Stresswert auf 1 oder 0, aber schon die Verbesserung von einer gefühlten 15 auf eine 3 ist ein unglaublicher Erfolg und kann die eigene Lebensqualität tief greifend verändern.

Wenn Sie mit Ihren belastenden Erinnerungen systematisch arbeiten möch- ten, finden Sie auf Seite 135 unter dem Abschnitt *Personal Peace Procedure* von Gary Craig eine Anleitung.

Motive Technique

Allgemein

Diese Situation damals ...

SUD-Wert sinkt

**Aus der Erinnerung
einen Film drehen:**

- Titel
- Länge
- SUD-Wert

Den Film starten und bei der ersten Stelle,
wenn der SUD-Wert steigt, anhalten und an
dem Aspekt arbeiten. Sobald der SUD-Wert auf
Null gesunken ist, den Film wieder von vorne
starten und bis zur nächsten Stelle abspielen,
wenn der SUD-Wert steigt. Das Ganze wiederholen, bis die Erinnerung vollständig ohne Stress
erzählt werden kann.

Fallbeispiele

Einige meiner Klienten haben den Zweiten Weltkrieg als Kinder erlebt und leiden teils unter sehr belastenden Erinnerungen. Eine Klientin suchte mich wegen starker Kopfschmerzen auf, die sie, wie sie sagte, schon seit ihrer Kindheit habe.

Einige Tage zuvor war der Kopfschmerz sehr schlimm und die Klientin fast zwei Tage krank gewesen. Als ich sie fragte, ob es für die Schmerzen einen Anlass oder Auslöser gegeben habe, verneinte sie zuerst und fügte dann aber nach kurzem Nachdenken hinzu: „Oder vielleicht doch – aber eigentlich kann es das nicht gewesen sein. Mir ist beim Einräumen des Schrankes ein zusammengelegtes Bettlaken auf den Kopf gefallen. Aber das hat nicht weh getan, ich habe mich nur erschrocken." Da sie mir schon einmal erzählt hatte, dass sie gerne noch einige Erinnerungen an den Krieg bearbeiten würde, fragte ich sie, ob sie dieses Gefühl schon einmal erlebt habe. Sie sah mich völlig entgeistert an und sagte dann sehr aufgewühlt: „Natürlich, das Haus ist auf uns gefallen im Krieg. Auf meinen Kopf, und meine Mutter hat mir im Keller ein Kissen über den Kopf gelegt, falls die Trümmer ...". Hier stockte sie und fing an zu weinen. Nachdem wir eine Weile still geklopft hatten, begannen wir, an dieser Erinnerung zu arbeiten.

Ich bat sie, der Erinnerung erst einmal einen relativ allgemeinen Titel zu geben. Wir entschieden uns für „Diese Erinnerung" und führten einige Klopfsequenzen durch, bis sie den Titel ohne emotionalen Stress nennen konnte. Der folgende Titel war „Das, was mir damals passiert ist". Auch damit arbeiteten wir so lange, bis der SUD-Wert auf 0 gesunken war. Jetzt konnte sie den „richtigen" Filmtitel sagen – „Der Tag, als wir in Köln ausgebombt wurden". Auch mit diesem arbeiteten wir so lange, bis sie keinen emotionalen Schmerz mehr beim Aussprechen spürte. Dann bat ich sie mir zu erzählen, was an diesem Tag genau geschehen war. Sie erzählte die Geschichte und wir stoppten immer dann, wenn sie eine emotionale Intensität bei sich bemerkte. Das war zum Beispiel bei den folgenden Aussagen der Fall:

... und dann fingen die Sirenen wieder an zu heulen.

... und dann mussten wir wieder in diesen schrecklichen dunklen Keller.

Meine Mutter war ganz außer sich vor Angst.

Da war dann diese unglaublich laute Detonation und so ein seltsames Grollen.

Plötzlich war ein Riss in der Decke und meine Mutter packte ein Kissen auf meinen Kopf.

Interessanterweise empfand die Klientin den eigentlichen Moment, in dem die Decke nachgab und auf die Menschen im Keller stürzte, nicht mehr als schlimm, auch ohne Klopfen. Danach arbeiteten wir noch einmal kurz an dem Vorfall mit dem Bettlaken und generell an den Kopfschmerzen. Am Ende der Sitzung war sie vollkommen begeistert und sagte: „Wissen Sie, das trage ich jetzt seit sechzig Jahren jeden Tag mit mir herum und dabei wäre das gar nicht nötig gewesen!"

Persönliche Blockaden und einschränkende Überzeugungen / Grundstrukturen

Das, was unser Leben und unsere Lebensqualität wirklich ausmacht, sind weniger die Ereignisse und äußeren Umstände, sondern das, was wir von uns glauben. Die Schriftstellerin Anaïs Nin sagte einmal, dass wir die Dinge nicht so sehen, wie *sie* sind, sondern wie *wir* sind. Ein- und dieselbe Situation kann von zwei Menschen völlig unterschiedlich empfunden werden und selbst schreckliche Erlebnisse, wie eine schwere Krankheit oder der Tod eines geliebten Menschen, werden von dem einen besser verarbeitet als von dem anderen. Es sind also weniger die Ereignisse als unsere Reaktion darauf, die über das Maß an Freude oder Schmerz entscheiden, und diese Reaktion wiederum hängt von unseren Grundstrukturen ab.

Grundstrukturen – also das, was wir über uns und die Welt denken – werden oft sehr früh gebildet, basierend auf den Erfahrungen eines zwei- bis vierjährigen Kindes. Irgendwann verfestigen sich diese frühkindlichen Erfahrungen und unsere Interpretationen zu einem Selbst- und Weltbild, das sich später kaum noch verändert. Dieses Weltbild steuert unsere Gedankengänge, Reaktionen, Handlungen und Emotionen. Wenn Sie schon einmal versucht haben, eine tief sitzende Überzeugung zu verändern, wissen Sie, wie schwer das ist.

Wir fallen immer wieder in unsere alten Muster zurück und es erfordert sehr viel Willensanstrengung und Disziplin, um wirklich etwas zu verändern.

Eine weniger mühselige Alternative ist die regelmäßige Anwendung mit EFT. Vor allem auf dem Gebiet der Persönlichkeitsstrukturen und Grundüberzeugungen ist EFT zusammen mit *Focusing* und *The Work* (siehe S. 139, *Literatur*) die effektivste Methode, die ich in meiner beruflichen Praxis kennen gelernt habe. Kein Zwang, kein andauerndes, angestrengtes positives Denken, keine ständige Selbstkontrolle – sondern einfach nur regelmäßig die Akupressurpunkte klopfen. Sie werden rasch bemerken, wie Sie auf einmal „von innen heraus" anders reagieren, denken und fühlen. Strukturen, die Ihnen schon seit vielen Jahren bewusst sind, lösen sich plötzlich wie von selbst auf, und zum ersten Mal haben Sie wieder Kontakt zu Ihrem Kern, jenseits aller – angelernten oder erworbenen – Persönlichkeitsschichten.

Auch hier stehen wieder drei Schritte zur Verfügung: Sie können mit allgemeinen Aussagen arbeiten, mit konkreten Situationen oder (im dritten Schritt) mit den dahinter verborgenen Glaubenssätzen.

Allgemein	**Konkrete Situationen**	**Dahinter verborgene Glaubenssätze**
– Ich habe immer solche Angst vor Auseinandersetzungen. – Ich kann mich einfach nicht gegen meine Kollegin wehren.	– Die Diskussion gestern im Büro. – Als ich meine Schwester damals nicht zum Spielen mit meinen Freundinnen mitnehmen wollte und meine Mutter außer sich vor Wut war.	– Es passieren schlimme Dinge, wenn ich Nein sage. – Die Welt / das Leben ist gefährlich. – Ich werde nie wie meine Mutter sein! – Ich darf nicht wütend werden.

Schritt 1

Erstellen Sie zuerst eine Liste von den Dingen in Ihrem Leben, die Sie an sich oder anderen stören. Das können Verhaltensweisen, Eigenschaften oder Schwächen sein, zum Beispiel:

Ich bin immer so ängstlich.

Ich raste immer gleich aus.

Andere sind viel erfolgreicher als ich.

Ich stehe mir ständig selbst im Weg.

Ich bin unattraktiv.

Ich habe solche Angst vor Auseinandersetzungen.

Sortieren Sie die Aussagen nun der Wichtigkeit nach. Beginnen Sie mit der obersten – wichtigsten – Aussage und arbeiten Sie mehrere Klopfsequenzen lang daran.

Auch wenn ich solche Angst vor Auseinandersetzungen habe, ...

Überprüfen Sie zwischendurch immer wieder den SUD-Wert. Der Wert für diese Art von Aussagen setzt sich aus zwei Faktoren zusammen: Zum einen aus dem Stress oder Schmerz, den Ihnen diese Aussage bereitet, und zum anderen aus dem Wahrheitsgehalt der Aussage für Sie. Beides sollte im Laufe der Klopfsequenzen abnehmen. Wenn Sie nur mit dieser allgemeinen Aussage arbeiten möchten, müssen Sie wie immer etwas Geduld und Ausdauer mitbringen – Ihr Unterbewusstsein benötigt ein wenig Zeit, um alle Aspekte dieses Themas zu bearbeiten. Schneller geht es, wenn Sie entweder mit konkreten Situationen oder mit den dahinter verborgenen Glaubenssätzen arbeiten – der Rest des Eisberges, der normalerweise tief unter der Wasseroberfläche verborgen ist.

Schritt 2

Nachdem Sie bei dieser Aussage sozusagen die Spitze gekappt haben, können Sie an konkreten Situationen, in denen diese Eigenschaft oder Verhaltensweise aufgetreten ist, arbeiten. Wieder können Sie die aktuellste, älteste und schlimmste Situation wählen – durch den Generalisierungseffekt werden auch alle anderen ähnlichen Erlebnisse mit einbezogen. Setzen Sie wieder die *Movie Technique* ein, indem Sie aus allen drei Situationen einen Film erstellen und Szene für Szene daran arbeiten.

Schritt 3

Hinter all diesen Situationen und Erfahrungen stehen tief verwurzelte Überzeugungen. Was könnte sich hinter Ihrem Problem verbergen? Was wäre das Schlimmste daran, unattraktiv zu sein? Dass Sie sich in Ihrer Haut nicht wohl fühlen? Oder eher, dass Sie einsam sind oder die anderen Sie nicht akzeptieren? Vielleicht hilft es Ihnen, die folgende Liste durchzugehen und diejenigen Aussagen herauszuschreiben, die auf Sie zutreffen. Sie können natürlich auch mit der folgenden Aussage arbeiten – die Wahrheit ist bei EFT immer richtig!

Auch wenn ich nicht weiß, welche Überzeugung hinter meinem Problem steht, ...

Ich bin schwach.	Ich erreiche nie das, was ich mir vornehme.	Ich bin Auseinandersetzungen nicht gewachsen.
Ich komme nicht bei anderen an.	Ich bin schlecht.	Ich darf nicht wütend sein.
Ich bin unattraktiv.	Ich bin krank/nicht gesund.	Ich bin machtlos/hilflos.
Ich bin unfähig.	Ich bin schuldig.	Ich bin faul/lethargisch.
Ich bin/werde verlassen.	Ich bin dumm.	Ich bin unproduktiv.
Ich bin nicht kompetent.	Ich bin uninteressant.	Ich erreiche nichts.
Ich bin nicht kreativ.	Ich bin nicht liebenswert.	Ich werde nicht respektiert.
Ich verdiene es nicht, dass ...	Ich habe keine Liebe in mir.	Ich bin nicht sicher.
Ich bin wertlos.	Ich bin verrückt.	Ich bin nicht in Sicherheit.
Ich habe kein Glück/bin ein Pechvogel.	Ich bin unmotiviert.	
	Ich bin minderwertig.	

Ich bin erfolglos.	Ich bin gefangen.	Ich habe keine Seele.
Ich kann nicht vertrauen.	Ich bin sündig.	Ich habe keine Identität.
Ich werde missverstanden.	Ich bin unwichtig.	Ich verdiene Schmerz.
Ich bin unnütz.	Ich kann mich nicht wehren.	Ich verdiene Leid.
Ich bin kalt.	Ich darf nicht „Nein" sagen.	Ich verdiene Bestrafung.
Ich bin unzulänglich.	Ich bin verletzlich/schutzlos.	Ich verdiene Versagen.
Ich genüge nicht.	Ich bin ein Opfer.	Ich verursache Unglück.
Ich bin es nicht wert, ...	Ich bin allein/einsam/ ausgeschlossen.	Ich verursache Trennung.
Ich bin eine Last/ Zumutung.	Ich bin betrogen worden/werde betrogen.	Ich verursache Enttäuschung.
Ich bin ein Versager.	Ich bin verwirrt.	Die Welt ist gefährlich.
Ich bin eine Ent- täuschung für ...	Ich werde benutzt.	Die Welt ist ungerecht.
Ich bin getrennt von Gott.	Ich werde ausgenutzt.	Die Welt ist unberechenbar.
Ich bin getrennt von anderen Menschen.	Ich kann nichts richtig machen.	Die Welt ist immer gegen mich.

Oft sind diese Überzeugungen sehr tief in uns verwurzelt und haben viele Aspekte. Aus diesem Grund kann es etwas länger dauern, bis Sie einen Erfolg bemerken. Am besten ist es sich anzugewöhnen, mit diesen grundsätzlichen Aussagen einmal täglich, sozusagen als Routine, zu arbeiten. Sie können entweder bei einer Aussage bleiben oder sie immer wieder wechseln. Überprüfen Sie zwischendurch den SUD-Wert der Aussage.

Sie können Eigenschaften und persönliche Blockaden entweder dann bearbeiten, wenn sie auftreten, oder aber das Ganze systematisch angehen. Mit dem systematischen Ansatz habe ich außergewöhnlich gute Erfahrungen gemacht, weil dieser direkt an der Grundsubstanz des Eisbergs ansetzt, während die Arbeit mit aktuellen Ereignissen eher an der Spitze kratzt und sich dann langsam abwärts arbeitet.

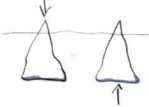

So individuell wir selbst und unsere Erfahrungen auch sind, so gibt es doch bestimmte Persönlichkeitstypen oder -gruppen, die uns mit anderen, ähnlichen Menschen verbinden. Es gibt viele solcher Systeme, die sich in ihrer Grundaussage ähneln und die sich als Basis für eine systematische Arbeit mit EFT hervorragend eignen. Besonders effektiv finde ich die Arbeit mit dem Enneagramm, einem System, das neun verschiedene Persönlichkeitstypen beschreibt. Es wurde ursprünglich durch den Weisheitslehrer Ivan Gurdjieff bekannt gemacht, scheint aber ältere Wurzeln zu haben. Die Beschreibung der einzelnen Typen erscheint mir ungewöhnlich zutreffend. Viele Menschen empfinden es als sehr tröstlich, dass es außer ihnen selbst noch andere Menschen gibt, die die Welt und sich durch die gleiche „Brille" sehen. (Weiterführende Informationen zu EFT und Enneagramm entnehmen Sie bitte dem Literaturverzeichnis.)

Aber auch die psychologisch ausgerichtete Astrologie, die Homöopathie (vor allem die Konstitutionstypen und -mittel) sowie andere Systeme, in denen Sie sich selbst wiederfinden, sind sehr gut für die systematische Arbeit geeignet.

Für eine systematische Herangehensweise gibt es mehrere Möglichkeiten: Sie können entweder alle Aussagen, die ein Thema oder Problem für Sie darstellen, nacheinander bearbeiten, wobei Sie pro Aussage zwei oder drei Klopfsequenzen durchführen. Oder Sie bearbeiten jede Aussage einzeln und klopfen zuerst generell, anschließend ergänzen Sie das Ganze noch um ein oder zwei typische Situationen. Im ersten Fall decken Sie einen großen Bereich ab, müssen aber häufiger klopfen, im zweiten dauert es etwas länger, ist aber gründlicher. Sie können natürlich auch beide Möglichkeiten kombinieren.

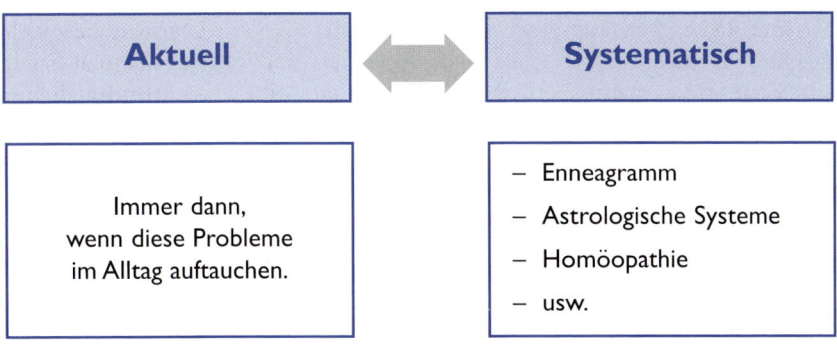

Aktuell		Systematisch
Immer dann, wenn diese Probleme im Alltag auftauchen.		– Enneagramm – Astrologische Systeme – Homöopathie – usw.

Fallbeispiele

Ein Kursteilnehmer meldete sich wegen Schmerzen im Fußgelenk. Er arbeitete in einer Versicherungsagentur, betrieb aber zum Ausgleich sehr intensiv Leistungssport. Die Schmerzen traten immer in der Vorbereitung auf Wettkämpfe oder Sportprüfungen auf und waren zum Zeitpunkt des Kurses sehr stark. Nachdem wir einige Klopfsequenzen mit den Symptomen durchgeführt hatten, tauchten relativ schnell Themen wie sein Ehrgeiz, die ständige Anspannung und die folgenden Sätze auf:

Auch wenn ich immer der Beste sein muss, ...

Auch wenn es mich überhaupt nicht gibt, wenn ich nicht Erster bin, ...

Auch wenn ich nur ein Lebensrecht habe, wenn ich Leistung bringe, ...

Als ich ihn fragte, ob er das aus seiner Kindheit kenne, nickte er. Da es immer hilfreich ist, der Ursache dieser Überzeugungen möglichst nahe zu kommen, fragte ich ihn nach einer zu diesem Grundgefühl passenden frühen Erinnerung. Er erzählte, dass sein Vater immer nur dann mit ihm zufrieden war, wenn er einer der Klassenbesten war. Als er in einem Zwischenzeugnis einmal eine Zwei mit nach Hause brachte, war der Vater völlig außer sich vor Zorn und schrie ihn an, dass er eines Tages genauso im Dreck landen würde wie die Familie seiner Mutter. Von da an gab es nur noch zwei Möglichkeiten: entweder die Nummer Eins zu sein oder der letzte Dreck. Wir bearbeiteten einige dieser Erinnerungen und die Auswirkungen auf sein jetziges Leben, zum Beispiel die ständige Anspannung und seine Probleme mit Vorgesetzten und Kollegen. Um die Arbeit an dem Thema abzurunden und ein neues Ziel zu schaffen, führten wir das Set-up mit den zwei folgenden Aussagen durch:

Auch wenn ich immer der Erste sein muss oder versagt habe, liebe und akzeptiere ich mich voll und ganz, und ich vergebe meinem Vater. Er hat das Beste getan, was er konnte, und hat es auf seine Art möglicherweise gut mit mir gemeint.

Auch wenn ich mich immer so antreibe, sehe ich jetzt, dass man Dinge auch aus Freude tun kann.

Dazu meinte er: „Ja, das ist ein schöner Satz."

Leistungssteigerung

EFT hat sich aber nicht nur bei der Lösung von Problemen sehr bewährt, sondern hilft auch bei der Verbesserung der eigenen Leistung in Schule, Beruf, Sport und im künstlerischen Bereich usw. Denn das, was Ihre Leistungen einschränkt, sind meist nicht Ihre physischen Grenzen. Durch Ängste und einschränkende Überzeugungen blockieren wir uns häufig schon im Vorfeld. Jede Form von Leistung hat mit Klarheit, unbehindertem Fließen von Energie und entspannter Aufmerksamkeit zu tun – dann funktionieren alle unsere Systeme am besten und wir können unser Möglichstes geben. Das Ergebnis ist natürlich immer individuell verschieden und wahrscheinlich wird aus Ihnen kein zweiter Caruso. Aber Sie singen „aus der Fülle Ihrer Möglichkeiten heraus" und das, was Sie tun, ist zutiefst befriedigend, weil Sie es *ganz* tun. Angst und einschränkende Überzeugungen blockieren dagegen große Teile Ihrer vorhandenen Fähigkeiten und lassen Sie mit einem unbefriedigenden Gefühl zurück.

Bei der Anwendung von EFT zur Leistungssteigerung gehen wir in zwei Schritten vor (siehe Diagramm auf der folgenden Seite):

1. Wir identifizieren und lösen Blockaden, Ängste und einschränkende Grundüberzeugungen.

2. Wir setzen uns neue Ziele.

Schritt 1 – Blockaden, Ängste und Grundüberzeugungen lösen

Formulieren Sie zuerst Ihr Problem oder die Ist-Situation. Im Sport könnte das zum Beispiel sein: „Ich habe Probleme mit der Rückhand", oder in der Schule: „Ich verstehe Mathe einfach nicht", oder im Beruf: „Ich hasse Telefonakquise".

Führen Sie nun ein paar Klopfsequenzen mit dieser allgemeinen Aussage durch. Versuchen Sie dann das Problem näher zu beschreiben: Was *genau* macht Ihnen am meisten Schwierigkeiten? Warum ist die Rückhand nicht so gut, wie Sie es sich vorstellen? Was ist das Schlimmste an Mathe? Was bereitet Ihnen solche Schwierigkeiten bei der Telefonakquise? Welche Grundüberzeugung über Ihre Person und das Leben verbirgt sich dahinter? Arbeiten Sie mit allem, was Sie zu diesem Thema an sich entdecken. Interessant ist auch, zu allen „Ich bin"-Aussagen das Gegenteil zu bearbeiten. Zusätzlich zu dem Satz

Schule	Beruf	Sport	Kunst

1. Blockaden, Ängste und Grundüberzeugungen lösen

– Ich kapiere Mathe einfach nicht.

– Ich hab bei Prüfungen immer einen totalen Blackout.

– Ich bin einfach zu doof dafür.

– Ich habe überhaupt keine Lust zum Lernen.

SUD-Wert sinkt

2. Neue Ziele setzen

– Mathe fällt mir leicht.

– Ich gehe gerne in Prüfungen und bin entspannt und gelassen.

– Ich finde Lernen in Ordnung.

„Ich bin zu blöd, um Mathe zu verstehen" arbeiten Sie auch mit „Ich bin nicht zu blöd, um Mathe zu verstehen" beziehungsweise mit „Ich bin intelligent genug, um Mathe zu verstehen". Achten Sie auf alle Widerstände bei diesen positiven Aussagen und bearbeiten Sie auch diese. Zum Schluss sollten die negativen Aussagen sich immer weniger wahr und die positiven immer wahrer anfühlen.

Schritt 2 – Neue Ziele

Setzen Sie sich jetzt neue Ziele. Diese sollten Sie mit innerer Freude und neuer Energie erfüllen. Formulieren Sie diese Ziele möglichst einfach, positiv und eingängig. Das könnte zum Beispiel so lauten:

Mathe fällt mir leicht.

Meine Rückhand ist leicht, präzise und kraftvoll.

Telefonakquise ist einfach und macht Spaß.

Achten Sie jetzt auf mögliche Widerstände oder Einwände gegen diese Ziele und bearbeiten Sie diese. Wiederholen Sie die Klopfsequenzen so lange, bis Sie wirklich voll und ganz hinter der Aussage stehen und das Ganze für Sie einen Sinn ergibt. Klopfen Sie dann noch einmal einige Sequenzen mit dieser positiven Aussage und wiederholen Sie diesen letzten Schritt täglich über mehrere Tage oder Wochen, so lange, bis sich die Aussagen wirklich gefestigt haben.

Fallbeispiel

Obwohl ich viel schreibe, hatte ich bei jedem neuen Buch das Gefühl: „Ich kann eigentlich überhaupt nicht schreiben und das letzte Buch war reiner Zufall und ich schaffe es nie wieder." (Kollegen werden das vielleicht kennen). Diese Zweifel bezogen sich nur auf das eigentliche Schreiben, nicht auf das Konzept oder die Struktur des Buches. Bei dem vorliegenden Buch erging es mir nicht anders – mit dem Unterschied, dass ich inzwischen EFT kannte. Ich arbeitete also zuerst an all meinen Zweifeln und Überzeugungen in Bezug auf das Schreiben:

Ich kann nicht schreiben.

Die vorhergehenden Bücher waren nur Zufall.

Ich schreibe viel zu kompliziert.

Ich mag mich nicht an den Computer setzen.

usw.

Nachdem ich an allen Aussagen gearbeitet hatte, setzte ich mir neue Ziele:

Schreiben fällt mir leicht und macht Spaß.

Ich finde immer die richtigen Worte.

Und so klopfe ich jedes Mal, bevor ich mich an den PC setze – in dem Wissen und mit der Erfahrung, dass es dann wesentlich einfacher und besser geht.

6. EFT für Fortgeschrittene

Wenn Sie alle vorhergehenden Schritte gemeistert und Erfahrung mit EFT gesammelt haben, möchten Sie vielleicht weitergehen. In diesem Kapitel finden Sie einige fortgeschrittene Techniken, Tipps zu Veränderungen der Grundroutine und Hinweise zur Arbeit mit EFT mit anderen oder für andere.

Verschiedene Varianten der Grundtechnik

Veränderungen helfen Zeit zu sparen, da nur das in einem Fall Notwendige behandelt wird. Um allerdings zu wissen, *was* wirklich notwendig ist, müssen Sie zuerst Erfahrung mit der Grundroutine sammeln und dort vielleicht das eine oder andere Unnötige getan haben. Mit der Zeit und zunehmender Erfahrung wächst das Vertrauen in die Methode und in die eigene Intuition. Im Prinzip haben Sie bei jedem der fünf Schritte der Grundroutine die Möglichkeit zu variieren (siehe Diagramm auf der folgenden Seite).

1. Schritt: Das Problem formulieren

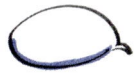

Bei akuten Beschwerden ist es oft nicht notwendig, das Problem noch einmal explizit zu formulieren. Sie sind dann meist schon sehr gut eingestimmt und stehen in Verbindung mit dem Thema oder „Schaltplan". Aber natürlich kann es nicht schaden, wenn Sie trotzdem noch einmal (im Stillen) formulieren, was Sie im Moment empfinden.

Eine andere Form des Einstimmens ist das Klopfen beim Erzählen der belastenden Situation oder des Problems. Klopfen Sie einfach der Reihe nach immer wieder alle Punkte, während Sie sich oder einem anderen Menschen erzählen, was Sie belastet. Diese Vorgehensweise hat sich besonders bei der Arbeit mit traumatisierten Menschen bewährt, die EFT vorher noch nicht kannten. Sie müssen sich aber nicht auf die Mechanik konzentrieren, sondern behandeln die Punkte sozusagen beim Erzählen ganz „nebenbei".

Problem formulieren	SUD-Wert	Set-up	Klopf-sequenz	Brücke
– Bei akuten Problemen oft nicht notwendig – Beim Erzählen einer belastenden Situation klopfen	– Nicht unbedingt nötig bei der Selbstbehandlung	– Satzstruktur verändern – Vergebung integrieren – Erweiterte PU-Korrektur – Handkantenpunkt oder Wunder Punkt – Nicht-Akzeptanz integrieren – Mehrere Themen / Aspekte bündeln	– Langform – Kurzform – Zusatz-punkte – Erinnerungssätze bei jedem Punkt wechseln – PU-Korrektur beim Klopfen	– Augenlinie statt komplette Brücke

2. Schritt: Den SUD- oder Stresswert feststellen

Auf diesen Schritt können Sie vor allem bei der Selbsthilfe verzichten. Hören Sie einfach hin und wieder in sich hinein und fühlen Sie, ob sich Ihr Problem verändert hat. Manchmal hilft es aber, den SUD-Wert trotzdem festzustellen, um sich zu fokussieren und um zu vermeiden, von einem Thema zum nächsten zu springen, ohne das vorige wirklich gelöst zu haben.

3. Schritt: Das Set-up / Korrektur der Psychologischen Umkehr (PU)

Verändern Sie die Satzstruktur je nach Thema und Bedarf. Nur das Problem muss enthalten sein sowie die Zusicherung, dass trotzdem alles in Ordnung ist und Sie sich akzeptieren.

Ein Punkt, der gerade bei Themen sehr hilfreich ist, die mit Schuld, Scham und Wut zu tun haben, ist die Vergebung. Dafür können Sie statt „... liebe und akzeptiere ich mich voll und ganz" auch das Folgende sagen:

... vergebe ich mir für alles, was ich dazu beigetragen habe, und vergebe auch allen anderen, was auch immer sie dazu beigetragen haben.

Wie immer können Sie auch hier die Begriffe so variieren, dass der Wortlaut für Sie passend ist. Ein Meridianpunkt, der beim Thema Vergebung eine wichtige Rolle spielt, ist der Punkt am kleinen Finger. Klopfen Sie diesen so lange, bis Sie eine Erleichterung oder Lösung des Themas spüren.

Die erweiterte Korrektur der Psychologischen Umkehr haben wir bereits in Kapitel 3 kennen gelernt. Wenden Sie sie immer dann an, wenn das Thema sehr groß und von grundsätzlicher Bedeutung ist oder wenn Sie nicht weiterkommen. Das ist in etwa 10 Prozent aller Fälle so.

Wenn Sie immer den Wunden Punkt bei der PU-Korrektur verwenden, experimentieren Sie ruhig auch einmal mit dem Handkantenpunkt – und umgekehrt. Beide Punkte haben ihre Stärken und können je nach Thema unterschiedlich wirken.

Eine sehr gute Möglichkeit, um auch mit Themen arbeiten zu können, für die wir uns wirklich nicht verzeihen können, stammt von Silvia Hartmann:

Auch wenn ich überhaupt nicht akzeptieren kann, dass ich ..., liebe und akzeptiere ich mich voll und ganz.

Auch wenn ich mich überhaupt nicht akzeptieren kann, weil ich ..., liebe und akzeptiere ich mich voll und ganz.

Das nimmt den Klienten oft den Druck, sich akzeptieren zu müssen, auch wenn sie es im Moment (noch) nicht können.

Wenn Sie bereits etwas erfahrener sind, können Sie beim Set-up auch direkt mehrere Themen oder Aspekte ansprechen, an denen Sie dann einzeln oder zusammen (siehe nächster Punkt) arbeiten können. Das spart Zeit und hat eine umfassendere Wirkung, als wenn Sie jedes Thema einzeln ansprechen. Außerdem ist die Gefahr, etwas Wichtiges zu vergessen, geringer, wenn Sie Ihre Gedanken zu einem Thema einfach fließen lassen und sich nicht ständig selbst zurückhalten müssen. In der Praxis sieht das zum Beispiel so aus:

Auch wenn ich so wütend auf meine Freundin bin, weil sie mich immer bevormundet und immer nur von sich redet, und ich auch wütend auf mich selbst bin, weil ich so feige bin und ihr das nicht sagen kann und solche Angst vor einer Auseinandersetzung mit ihr habe, bei der ich ja sowieso den Kürzeren ziehen würde, liebe und akzeptiere ich mich voll und ganz.

4. Schritt: Das Klopfen der Meridianpunkte

Hier können Sie variieren zwischen der Kurzform (Augenbraue bis Unter dem Arm) und der Langform (Augenbraue bis Kleiner Finger). Die kürzere Version ist normalerweise empfehlenswert, aber in manchen Fällen sind die Fingerpunkte sehr wichtig – am besten vertrauen Sie auf Ihre Intuition.

Wenn es noch schneller gehen soll, wechseln Sie den Erinnerungssatz bei jedem Punkt. Damit können Sie mehrere Aspekte eines Themas auf einmal behandeln. Das könnte zum Beispiel so aussehen:

AB: Angst vor meiner Freundin.

SA: Ich bin ihr einfach nicht gewachsen.

JB: Ich bin so feige.

UN: Sie ist so dominant.

UL: Genau wie mein Vater.

Diese schnellen Wechsel sollten Sie allerdings erst dann machen, wenn Sie ausreichend Erfahrung in der Basisklopfsequenz haben und sich nicht mehr auf das eigentliche Klopfen oder den Ablauf konzentrieren müssen.

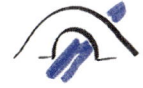

5. Schritt: Die Brücke

Anstatt die komplette Brücke mit Augenbewegungen, Summen und Zählen durchzuführen, können Sie auch mit der von Roger Callahan entwickelten Augenlinie arbeiten. Dafür halten Sie Ihren Kopf gerade und schauen auf einen Punkt vor Ihnen auf dem Boden. Lassen Sie nun die Augen langsam auf einer gedachten, vertikalen Linie nach oben zur Decke wandern – so, als wäre auf der Wand vor Ihnen ein Strich, den Sie vom Boden bis zur Decke mit den Augen verfolgen. Das ist vor allem dann sinnvoll, wenn der SUD-Wert schon relativ niedrig ist und Sie ihn auf 1 oder 0 reduzieren möchten.

Im Prinzip muss Ihre EFT-Sitzung nur zwei feste Bestandteile haben:

Sie müssen zu dem Problem Kontakt aufnehmen und Sie müssen die Meridianpunkte klopfen. Alle anderen Bestandteile können den Prozess beschleunigen oder noch effektiver machen, aber mit diesen beiden Grundbestandteilen und entsprechender Beharrlichkeit lassen sich schon die meisten Probleme lösen.

Kontakt zum Problem herstellen		Klopfen

Andere Formen des Klopfens

Neben dem „klassischen" Klopfen mit den Fingern gibt es noch andere wirkungsvolle Formen:

Sie können die einzelnen Punkte zum Beispiel auch nur berühren und dabei einen tiefen Atemzug nehmen, bevor Sie zum nächsten Punkt wechseln. Das ist vor allem bei Kindern, kranken Menschen oder Tieren eine gute und sehr sanfte Alternative zum Klopfen.

Eine Variante, die sich vor allem bei der Arbeit in der Öffentlichkeit sehr bewährt hat, ist das mentale Klopfen. Dabei gehen Sie die einzelnen Punkte in Ihrer Vorstellung durch und stellen sich vor, wie Sie sie klopfen, und denken an Ihren Erinnerungssatz.

Bei manchen Menschen funktioniert diese Form des Klopfens erfahrungsgemäß sogar besser als die mechanische Variante. Allerdings erfordert sie ein
gewisses Maß an Konzentration und Vertrautheit mit der generellen Vorgehensweise bei EFT. Ich wende sie zum Beispiel vor allem dann, an wenn ich
unterwegs oder zu müde zum richtigen Klopfen bin oder aber sehr viel geklopft habe und die Punkte schon leicht schmerzen. Experimentieren Sie auch
mit anderen Möglichkeiten – vielleicht entdecken Sie noch eine neue wirkungsvolle Form des Klopfens!

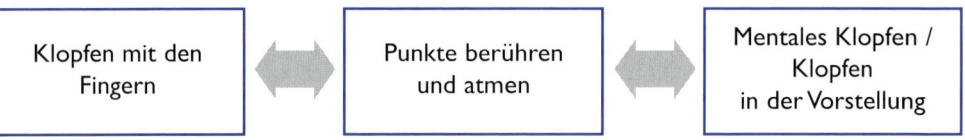

Surrogatklopfen: Klopfen für andere

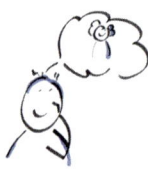

EFT lässt sich nicht nur als Selbsthilfemethode einsetzen, Sie können die Technik auch für die Arbeit mit anderen nutzen. Es ist oft gut – gerade bei hartnä-
ckigen Themen – mit jemand anderem zusammenzuarbeiten und sich gegenseitig bei der Suche nach Kernthemen zu unterstützen. Es gibt aber auch die
Möglichkeit *für* jemanden zu klopfen. Dafür können Sie bei sich selbst stellvertretend für den anderen klopfen oder aber direkt beim anderen.

Wenn Sie bei sich stellvertretend für jemand anderes klopfen, können Sie das
entweder physisch oder mental tun. Sagen Sie vorher kurz „Ich klopfe jetzt für
Hilde" oder „Ich bin Hilde" und klopfen Sie dann wie üblich. Allerdings ist es
wichtig – gerade bei Kindern und Partnern oder Eltern –, nur auf eine Heilung
hin zu arbeiten und nicht etwa, um den anderen zu verändern. Erfahrungsgemäß ist der Organismus der anderen Person ohnehin nur für Impulse offen,
die ihm oder ihr gut tun.

Sie können auch direkt beim anderen klopfen –wiederum physisch oder
mental. Wenn Sie physisch bei jemand anderem klopfen, zum Beispiel weil
er oder sie sehr aufgeregt oder durch Bettlägerigkeit nicht in der Lage, selbst
bei sich zu klopfen, dann beginnen Sie am besten mit relativ leichten

Berührungen. Besonders bei den Punkten im Gesicht empfinden es viele Klienten als unangenehm, wenn zu fest geklopft wird. Die Fingerpunkte sind normalerweise nicht ganz so empfindlich. Fragen Sie nach, ob Intensität und Geschwindigkeit angenehm für den Klienten sind. Sprechen Sie während der Sitzung entweder in der Ich-Form oder lassen Sie den Klienten selbst die Sätze sprechen.

Wenn Sie mental für den anderen klopfen, muss diese Person nicht unbedingt anwesend sein. Stellen Sie sich die Person einfach vor und klopfen Sie bei ihr oder mit ihr zusammen. Das kann ein großer Vorteil sein, wenn der andere zum Beispiel im Krankenhaus oder in einer schwierigen Situation ist. In einem Kurs bat eine Teilnehmerin, ob wir nicht zusammen für ihren Sohn klopfen könnten, der zur gleichen Zeit Fahrprüfung hatte. Er war bereits zweimal durchgefallen und am Prüfungsmorgen sehr verzweifelt und resigniert. Wir klopften alle für den Sohn, teilweise mental bei ihm, teilweise mental oder physisch bei uns selbst und jeder mit seinen eigenen Aussagen. Nach etwa 10 Sequenzen hatten alle Kursteilnehmer ein gutes Gefühl und die meisten berichteten von Ruhe, Gelassenheit und innerem Frieden. Am nächsten Tag rief mich auf meine Bitte hin die Kursteilnehmerin an und erzählt mir, dass ihr Sohn die Prüfung bestanden hatte, obwohl er als letzter Prüfling an die Reihe gekommen und es noch dazu beim Fahren zu einer schwierigen Situation gekommen war: Ein Fahrradfahrer war in die Schienen geraten und vor das Fahrschulauto gestürzt. Der Fahrlehrer hätte anschließend berichtet, wie besonnen der Sohn die Warnblinkanlage eingeschaltet, den Wagen angehalten und dann zu dem Gestürzten gegangen sei, um ihm zu helfen. Nachdem feststand, dass nichts Ernsthaftes geschehen war, habe er seine Fahrt relativ ruhig wieder aufgenommen und wäre ohne große Fehler zur Fahrschule zurückgefahren. Beide, Mutter und Sohn, waren überglücklich über den Führerschein.

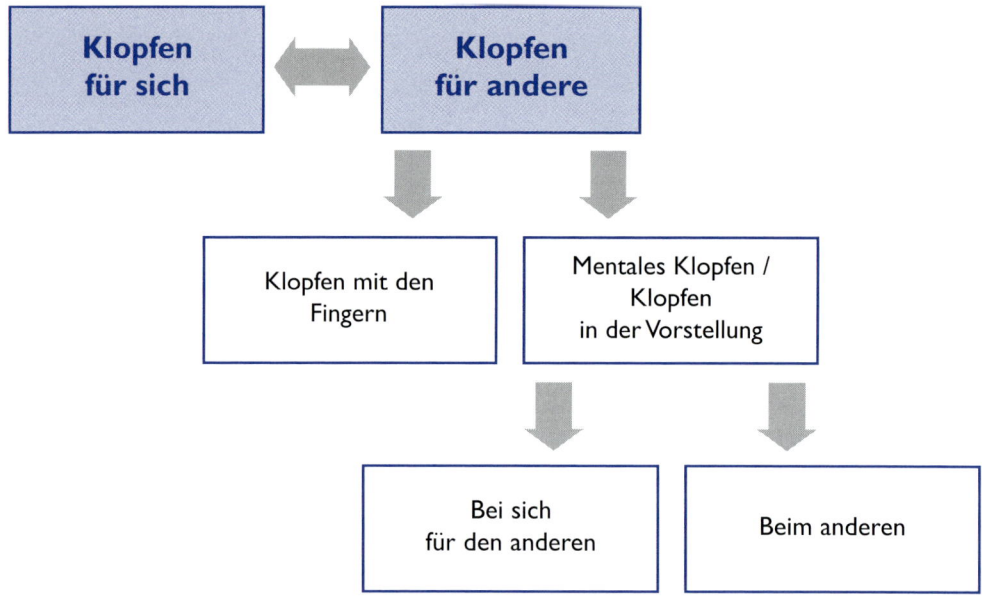

EFT mit Kindern

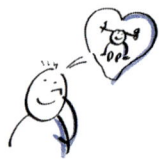
EFT ist eine Technik, die sich sehr einfach und mit großem Erfolg bei Kindern jeden Alters einsetzen lässt. Ob Bauchweh, schlechte Träume, Angst vor dem Klassenrowdy oder Schulschwierigkeiten – EFT ist einfach anwendbar und hilft oft sofort. Bei kleineren Kindern können Sie entweder beim Kind klopfen – erfahrungsgemäß mögen das viele Kinder allerdings nicht besonders –, oder Sie klopfen bei sich für das Kind.

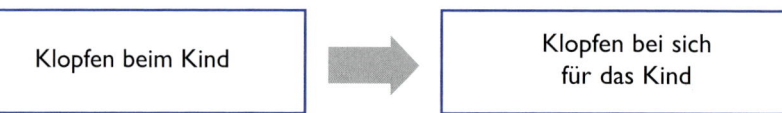

Lassen Sie sich einfach den bösen Traum erzählen, während Sie klopfen; oder klopfen Sie, wenn das Kind weint oder wütend ist. Gerade bei Wutanfällen hat sich das Klopfen als Erste-Hilfe-Maßnahme sehr bewährt. Sie können entweder anstelle des Kindes mit dem ersten Satz arbeiten oder für das Kind mit dem zweiten:

Ich bin Matthias. Auch wenn ich solche Probleme mit Mathe habe, bin ich ein toller Junge.

Auch wenn Matthias solche Probleme mit Mathe hat und ich so schnell ungeduldig und wütend werde, weil ich der Ansicht bin, dass er sich nicht genug anstrengt, liebe und akzeptiere ich Matthias voll und ganz.

Bei älteren Kindern können Sie zusammen mit dem Kind klopfen. Dann kann es die Technik auch selbst anwenden, wenn es nötig ist und Sie nicht da sind, zum Beispiel in der Schule.

Wichtig ist, dass alles sehr einfach gehalten wird und Sie kindgerechte Sätze verwenden. Beim Set-up könnten das zum Beispiel sein:

Auch wenn ich immer noch ins Bett mache, bin ich ein tolles Mädchen / ein toller Junge.

Auch wenn ich solche Angst vor dem Monster hinter der Tür habe, bin ich ein tolles Kind!

Auch wenn ich aus der Band geflogen bin, finde ich mich absolut okay.

Wichtig ist, den Kindern zu vermitteln, dass sie den Problemen ihres Lebens nicht hilflos ausgeliefert sind, sondern selbst etwas tun können, damit es ihnen wieder besser geht.

EFT mit Tieren

Auch wenn es erstaunlich oder vielleicht sogar etwas befremdlich klingt: für den Umgang mit Tieren ist EFT eine wunderbare Sache. Genau wie Menschen haben auch Tiere körperliche und emotionale Probleme, die sich mit EFT wunderbar behandeln lassen. Sie können entweder bei sich für das Tier klopfen oder mental beim Tier.

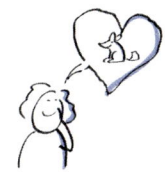

Ich bin Mausel. Auch wenn ich diese Koliken habe, bin ich ein tolles Kaninchen.

Ich bin Simba. Auch wenn ich solche Angst vor lauten Geräuschen habe, bin ich ein toller Rüde.

Wenn Sie mental beim Tier klopfen, verwenden Sie die gleichen Punkte wie beim Menschen, also an der Augenbraue des Tieres, unter der Nase usw. Lassen Sie die Finger- oder in diesem Fall Pfotenpunkte weg – die meisten Tiere mögen das nicht (nicht einmal mental). Ich habe die Erfahrung gemacht, dass bei größeren Tieren wie Pferden, Hunden und Katzen das mentale Klopfen sehr gut funktioniert, bei Kleintieren klopfe ich lieber bei mir selbst für das Tier. Achten Sie auf die Signale des Tieres und auf die Informationen zum Thema. Mein Kaninchenmännchen zum Beispiel kommt aus sehr schlechter Haltung und ist, vielleicht deshalb, recht mürrisch und unwirsch. Er ist inzwischen schon sehr alt und hat Arthrose an den Kniegelenken sowie diverse andere Alterszipperlein, hängt aber noch sehr am Leben. Um ihm seine Altersbeschwerden etwas zu erleichtern, klopfe ich öfters für ihn bei mir. Auffallend ist, dass er jedes Mal, wenn ich beim Set-up „Auch wenn ich ... habe, weiß ich, dass Frauchen mich liebt" zu mir hochschaut. Der Satz scheint ihm zu gefallen!

Arbeiten Sie bei Tieren mit einfachen, tiergerechten Formulierungen wie „... bin ich ein tolles Tier", „... bin ich ein klasse Pferd" und fügen Sie je nach Bedarf ein „... weiß ich, dass Herrchen/Frauchen (Ihr Name) mich genauso liebt, wie ich bin". Uns allen tut es gut zu wissen, dass wir geliebt werden, und zwar genau so, wie wir sind, mit all unseren Schmerzen, Problemen und Schwächen.

Die *Choices*-Methode von Patricia Carrington

Patricia Carrington, eine amerikanische Psychologin, arbeitet sehr erfolgreich mit EFT. Sie hat eine Methode entwickelt, mithilfe derer man nicht nur Ängste und Blockaden beseitigen, sondern auch positive Aussagen und Ziele stärken kann. Sie nennt diese Technik *Choices*-Methode, weil wir uns selbst entscheiden können – und darin besteht wahre Freiheit.

Bevor wir mit dem Klopfen beginnen, müssen wir zum einen das Problem formulieren, zum Beispiel: „Ich habe diese Probleme mit meiner Mutter". Zum anderen versuchen wir eine Aussage zu finden, die das beschreibt, was wir uns stattdessen wünschen. Am sinnvollsten ist, etwas zu finden, das

- Sie begeistert;
- in Ihrer Macht steht (nicht Ihre Mutter soll sich ändern, sondern Sie reagieren anders auf Ihre Mutter);
- sich zu 100 Prozent richtig anfühlt;
- realistisch ist.

Überlegen Sie so lange, bis Sie eine Formulierung gefunden haben, die all diesen Kriterien entspricht, und versuchen Sie, die Gedanken zu einem kurzen Slogan zusammenzufassen, zum Beispiel: „Ich möchte im Umgang mit ihr gelassen sein und mir immer selbst treu bleiben." Es sollten nicht mehr als zwei Impulse sein, da Ihr System die Informationen sonst nicht mehr richtig verarbeiten kann.

Verbinden Sie jetzt beide Aussagen, indem Sie das Wort „entscheiden" dazwischen einfügen, und führen Sie damit wie gewohnt das Set-up mit der PU-Korrektur durch.

Auch wenn ich diese Probleme mit meiner Mutter habe, entscheide ich mich dafür, im Umgang mit ihr gelassen und mir selbst treu zu bleiben.

1. Blockaden, Ängste und Grundüberzeugungen lösen		Neue Ziele setzen
Auch wenn ich diese Probleme mit meiner Mutter habe ...		... entscheide ich mich dafür, im Umgang mit ihr gelassen und mir selbst treu zu bleiben.

Klopfen Sie in der ersten Sequenz mit der negativen Aussage, in der zweiten wechseln Sie bei jedem Punkt zwischen dem negativen und dem positiven Satz.

AB: Auch wenn ich diese Probleme mit meiner Mutter habe, ...

SA: ... entscheide ich mich dafür, im Umgang mit ihr gelassen und mir selbst treu zu bleiben.

JB: Auch wenn ich diese Probleme mit meiner Mutter habe, ...

UL: ... entscheide ich mich dafür, im Umgang mit ihr gelassen und mir selbst treu zu bleiben.

Für die dritte Sequenz nutzen Sie nur noch die positive Aussage; zwei Versionen stehen zur Verfügung:

Ich entscheide mich dafür, im Umgang mit meiner Mutter gelassen und mir selbst treu zu bleiben.

Ich bin im Umgang mit meiner Mutter gelassen und bleibe mir selbst treu.

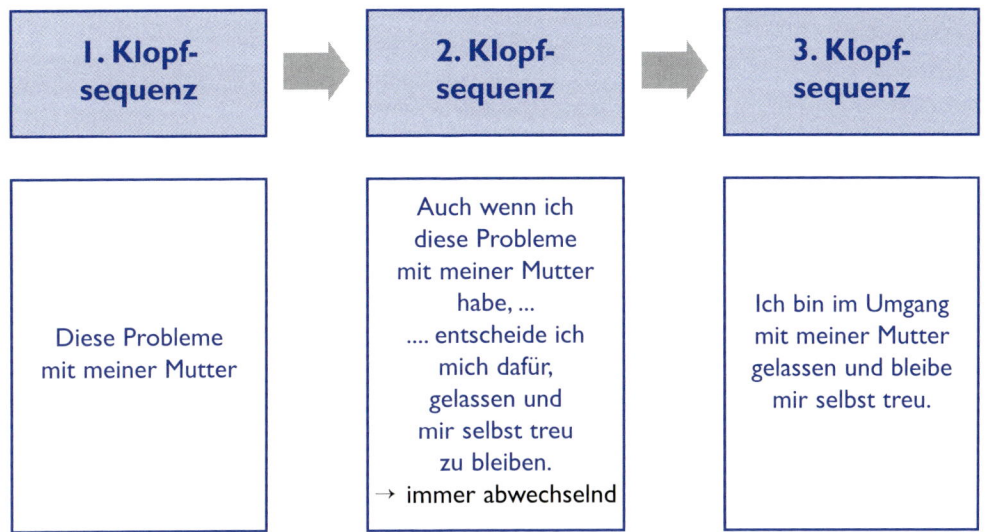

Diese Technik löst nicht nur Blockaden und emotionalen Stress auf, sondern setzt auch neue, positive Impulse. Denken Sie aber daran, dass zuerst die „Kurzschlüsse" im Meridiansystem behoben werden müssen, bevor eine positive Aussage oder ein neues, besseres Ziel überhaupt wirken kann.

Die *Personal Peace Procedure* von Gary Craig

Gary Craig hat ebenfalls eine sehr befreiende, tief gehende Technik entwickelt die er *Personal Peace Procedure* (PPP) nennt. Es geht darum, nicht symptomgebunden, also in akuten Situationen, sondern systematisch zu arbeiten, und alle Gedankenfelder und Erinnerungen zu bearbeiten, die sich im Laufe unseres Lebens am Rande des Bewusstseins angesammelt haben und unser Lebensgefühl prägen. Jede Erinnerung spielt in Ihrem persönlichen „Orchester" ein Instrument, und es kommt darauf an, wie viele davon dissonant oder permanent düster klingen.

Für die Anwendung von PPP erstellen Sie eine Liste mit all den Erinnerungen, die traumatisch oder sehr belastend sind, und auf die Sie, könnten Sie es sich aussuchen, liebend gerne verzichten könnten (ich nenne diese Liste auch „Hitliste des Schreckens"). Das können mehr als einhundert Erinnerungen sein! Notieren Sie lieber eine Erinnerung zu viel als zu wenig, auch wenn Sie das Gefühl haben, dass diese Situation „so schlimm nun auch wieder nicht" war. Sollten Sie wesentlich weniger belastende Erinnerungen haben, könnte es sein, dass Sie bisher entweder ein beneidenswert unproblematisches Leben geführt haben oder dass Ihr Schutz- und Verdrängungsmechanismus sehr stark ausgeprägt ist. Wie dem auch sei: Arbeiten Sie einfach mit den Erinnerungen, die Ihnen einfallen.

Arbeiten Sie diese Liste nun systematisch durch, indem Sie bei jeder Erinnerung die *Movie Technique* anwenden. Sobald der „Film" keinen emotionalen Stress mehr auslöst, gehen Sie zur nächsten Erinnerung auf Ihrer Liste und wiederholen Sie das Ganze.

Wahrscheinlich werden Sie, nachdem Sie die erste Seite Ihrer Liste bearbeitet haben, feststellen, dass viele der anderen Situationen Sie überhaupt nicht mehr belasten – auch ohne damit gearbeitet zu haben. Wiederum sorgt der Generalisierungseffekt dafür, dass alle Probleme mit einem gleichen oder ähnlichen „Schaltplan" mitbearbeitet und aufgelöst werden. Klopfen Sie dann nur noch diejenigen Erinnerungen auf Ihrer Liste, die Sie nach wie vor belasten.

> Liste erstellen
> mit den belastendsten Erinnerungen
> oder Erinnerungen,
> auf die wir gerne verzichten würden

> Mithilfe der *Movie Technique*
> eine Erinnerung
> nach der anderen auflösen.

Schlusswort

Am Ende dieses Buches angelangt, möchte ich Ihnen nun viel Erfolg und Freude bei Ihrer Arbeit mit EFT wünschen.

Bleiben Sie dran, probieren Sie die Methode einfach in allen Lebenslagen aus und geben Sie sie weiter. Und sollten Sie beim Summen in der Öffentlichkeit einmal komische Blicke ernten, dann denken Sie daran: EFT ist vielleicht eine der seltsamsten Techniken – aber auch eine der wirksamsten!

Über die Autorin

Dr. phil. Susanne Marx, Jahrgang 1966, ist Gründerin des *Zentrum für Feng Shui und Energetische Therapien* in Bonn, das Ausbildungen in Innerem und Äußerem Feng Shui sowie Kurse und Einzelsitzungen in EFT anbietet. Sie hält regelmäßig Vorträge und arbeitet als Sachbuchautorin.

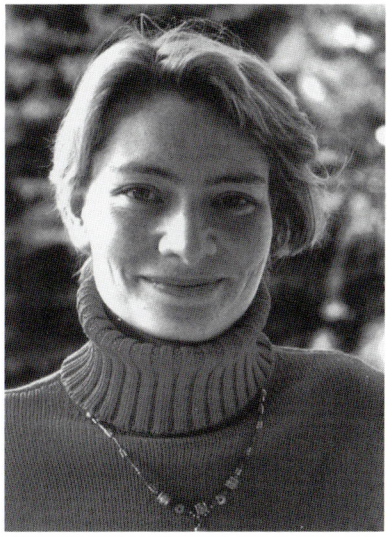

Nähere Informationen zu Kursen, Ausbildungen und Einzelberatungen erhalten Sie direkt bei der Autorin:

Dr. Susanne Marx

Zentrum für Feng Shui und Energetische Therapien

Hausdorffstr. 196

53129 Bonn

Internet: www.eft-bonn.de

E-Mail: info@eft-bonn.de

Literatur

Callahan, Roger: *Tapping the Healer Within*, McGraw Hill: New York, 2001

Callahan, Roger und Callahan, Joanne: *Den Spuk beenden*, Kirchzarten: VAK, 2001

Dahlke, Rüdiger: *Krankheit als Sprache der Seele*, München: Mosaik bei Goldmann, 1999

Gallo, Fred und Vincenzi, Harry: *Gelös – entlastet – befreit*: Kirchzarten: VAK, 2000

Gendlin, Eugen: *Focusing*, Reinbek: Rowohlt, 1998

Hartmann, Silvia: *Emotionale Freiheit*, Kirchzarten: VAK, 2004

Hay Louise, *Heile Deinen Körper*, Stuttgart: Lüchow, 1989

Kathie, Byron und Mitchell, Stephen: *Lieben was ist*, München: Arkana, 2002

Lambrou, Peter T. und Pratt, George: *Emotionale Befreiung*, Reinbek: Rowohlt, 2005

Maitri, Sandra: *Neun Portraits der Seele – Die spirituelle Dimension des Enneagramms*, Bielefeld: Kamphausen, 2001

Marx, Susanne: *Inneres Feng Shui*, Freiburg: Bauer, 2000 (bei der Autorin erhältlich)

Palmer, Helen: *Das Enneagramm*, München: Knaur, 2000